ROWOHLT
BERLIN

Herbert Genzmer

Salvador und Gala Dalí

Der Maler und die Muse

Rowohlt · Berlin

PAARE Herausgegeben von Claudia Schmölders

1. Auflage September 1998

Redaktion Bettina Schäfer
Umschlaggestaltung Walter Hellmann
(Fotos: Archiv für Kunst und Geschichte, Berlin)
Satz Berling PostScript QuarkXPress 3.32
Gesamtherstellung Clausen & Bosse, Leck
Printed in Germany
ISBN 3 87134 338 2

Inhalt

Zu Gast im *elektrischen Museum*

Anfang Dezember 1929. Die zwanziger Jahre gehen zu Ende. Glanzzeit in Paris. Geladenes Treffen in André Bretons Wohnung in der rue Fontaine, die bei den Freunden *Das elektrische Museum* heißt, weil es funkt, weil ständig etwas passiert und passieren muß.

Heute abend und in diesen Kreisen ist man auf der Suche nach einer Sprache der Seele. Man will spontane Schreib- oder Malvorgänge herbeiführen, die der rationalen Kontrolle entzogen sind, man hofft auf ein Beispiel automatischen Schreibens, wie es Breton 1924 in seinem Ersten surrealistischen Manifest definiert hat. Man legt Karten, hält Séancen ab, deutet sich gegenseitig Träume, spielt psychologische Spiele oder andere, die zu solchen erklärt werden, man ist daran interessiert, durch eine von psychoanalytischen Kenntnissen und fast geistlichen Übungen erfüllte Praxis die Auslöschung des bewußten Ich zu erreichen. Kurz: Man ist Surrealist.

Luis Buñuel steht in einer Ecke des Zimmers. In der Hand ein Glas, raunt er der argentinischen Malerin Leonor Fini zu: «Unter einem moralisch-poetischen Aspekt ist der Surrealismus eine wirkliche Revolution.»

Sie schauen sich an und nicken, trinken.

«Der Surrealismus ist eine Notwendigkeit der Zeit gegen die Gesetze und Normen des Bürgertums.»

«Si!» antwortet Fini, die Malerin der perversen Verzauberung.

Buñuel ereifert sich und ruft: «Ich stelle den Surrealismus in den Dienst der proletarischen Weltrevolution.»

«Hört, hört!» tönt es aus verschiedenen Ecken des Zimmers, denn der Aragonier hat keine zarte Stimme, man hat ihn deutlich vernommen.

«Bravo!» ruft André Breton.

Die Mitglieder der Gruppe sind mit der Psychoanalyse Freuds vertraut und suchen die eigentliche Wirklichkeit des Menschen im Unbewußten. Im *elektrischen Museum* verarbeitet man Rausch- und Traumerlebnisse, hypnotische und somnambule Zustände und macht aus ihnen künstlerische Manifestationen. «Natürlich!» ruft Breton, der mit Argusaugen über allem wacht, und nickt dem Spanier zu. «Jede Art von Kunstschaffen hat nichts mit dem Schaffen unsterblicher Werte zu tun», doziert er. «Das Schaffen von Kunst ist nichts weiter als ein Erkenntnismittel, welches sich jedoch durch persönliche Ambitionen nur zu leicht vergewaltigen läßt.»

Ambitionen, besonders persönliche künstlerische Ambitionen werden noch oft eine Rolle spielen, dann nämlich, wenn es im elektrischen Museum kracht und die Frevler ins Café Cortâ zitiert werden, wenn es ihnen an den Hals geht und man darüber entscheidet, ob sie ausgeschlossen werden.

«Der Mensch», erklärt Breton arrogant und gelangweilt seinen Zuhörern, «ist keine aus sich selbst heraus existierende Größe, seine Grenzen zur Natur sind in jeder Beziehung fließend.»

Man sitzt zusammen und plant und plaudert. Breton liest laut aus eigenen, in «automatischer Schrift» entstandenen Werken vor, aber auch aus den Büchern anderer, nicht nur von Freunden, sondern auch von Feinden. Und wenn geflucht werden muß, so muß es kollektiv geschehen; und wenn zerrissen werden muß, so findet das in der Gruppe statt, und auch jedes Lob, jede positive Wertschätzung gibt es nur im Kollektiv. Einzelgänger sind nicht gern gesehen, sie laufen Gefahr, in den später berühmt-berüchtigten «Tribunalen» unter Schimpf und Schande aus der Gruppe ausgeschlossen zu werden.

Breton kann tyrannisch bis zur Absurdität sein!

Alle Surrealisten müssen Pernod trinken. Denn das ist seiner Meinung nach das einzige nichtbourgeoise Getränk, weil es von den proletarischen Massen getrunken wird, weil es billig ist. Darüber hinaus muß es mit der richtigen Menge Wasser gemischt und also milchig-wolkig werden, denn er hängt ebenfalls der Alchimie an. Als Louis Aragon, neben Breton und Soupault Mitbegründer der Gruppe von 1919, sich eines Tages erdreistet, Wermut zu trinken, wird er (jedoch nicht allein deswegen) ausgeschlossen!

In der Gruppe versammeln sich Künstler wie Yves Tanguy, André Masson, Max Ernst, Marcel Duchamp, Man Ray, René Crevel, René Char, Jacques Prévert, Péret, auch Miró, Magritte, Arp, Artaud und über die Jahre viele andere mehr. Wie ein Löwe wirkt Breton mit seiner Haarmähne, wie ein Patriarch hält er Wache über die Vorgänge im «Museum». Er ist grün gekleidet und raucht sogar eine grüne Pfeife, und er leitet Debatten wie ein Schulmeister.

Das elektrische Museum ist übermöbliert, dicke Teppiche auf den Böden, Ottomanen mit unzähligen Kissen, die Wände voller Bilder aller in der Gruppe vertretenen Künstler, daneben afrikanische Objekte, Totems. Man reicht Bildpostkarten der Jahrhundertwende herum. Die werden gesammelt, und um sie zu bekommen, fahren die Surrealisten sogar über Land.

Es ist eine Auszeichnung, Surrealist zu sein, denn man empfindet sich als künstlerische Avantgarde, als weithin die einzige literarische und künstlerische Strömung, die nach der Zeitenwende des Ersten Weltkriegs etwas grundsätzlich Neues, Modernes zu bieten hat.

Da, plötzlich springt ein Mann auf, seine Augen verdrehen sich, bis man nur noch das Weiße darin sieht. Er wirft sich zu Boden und verfällt in Zuckungen – es ist der Dichter Robert Desnos, der sich da als Vorspiel zum automatischen Schreiben auf dem Boden des Wohnzimmers windet und krümmt. Bald wird er nach Papier und Stift brüllen und ein Gedicht schreiben, das dann von der gesamten Gruppe, die dem Treiben jetzt mit wachsendem und meist ungeheucheltem Interesse zuschaut, interpretiert wird.

Manche in der Gruppe nehmen vielleicht ein wenig Haschisch oder Opium, was keinen Widerspruch zum automatischen Schreiben, Malen oder Bildhauern darstellt. Sie tun es jedoch immer hinter dem Rücken Bretons, der strikt dagegen ist. Er fordert, der Rauschzustand solle von selbst und nicht durch irgendwelche Substanzen eintreten. Er versucht Poesie zu praktizieren und die in den Abrichtungen des Denkens verlorengegangene «Wildheit des Seins» zurückzugewinnen. Wie er es nennt.

Dem Dichter Desnos gelingt dies im Augenblick auf dem Boden. Gläser gehen zu Bruch, wie wild tritt er um sich, Schaum bildet sich vor seinem Mund.

Breton sitzt und wacht und erklärt, was es mit dem automatischen Schreiben für ihn und damit verbindlich für die anderen Mitglieder der Gruppe auf sich hat: «Ich bin zutiefst überzeugt, daß jede auf die absichtsloseste Weise gemachte Wahrnehmung», ruft er über den Tumult hinweg, «etwa die eines beiseite gesprochenen Satzes, die symbolische oder sonstige Lösung einer Schwierigkeit liefert, in die man mit sich selbst geraten ist. Nur muß man sich in diesem Labyrinth zurechtzufinden wissen!» Er schaut sich um: «Die Aufmerksamkeit ließe sich eher die Handgelenke brechen, als sich auch nur für eine Sekunde dem zuzuwenden, womit die Begierden des Betroffenen nichts zu schaffen haben. Das Verlockende an einer solchen Art, die Dinge zu sehen, liegt für mich darin, daß sie die Begierde fort und fort erneuert. Wie sollte man nicht hoffen», lacht er und schaut auf Desnos, «daß es einem gelänge, das Tier mit den Wunderaugen vorsätzlich herbeizuzwingen.»

Desnos ist inzwischen unter den beruhigenden Worten Paul Éluards in Trance gefallen. Ist das Tier mit den Wunderaugen da? Ist es dem Dichter gelungen, es hervorzulocken? Ein Zwiegespräch beginnt, wie man es gern hat. Robert antwortet auf die Fragen des Hausherrn, denn alle surrealistischen Erlebnisse hängen in großem Umfang von Breton ab. Er ist der Zeremonienmeister, der organisiert und anordnet, der auch erbarmungslos bestimmt, wie alles sein muß, wie jeder einzelne sich zu verhalten hat.

Breton: Kennst du die Hand, die du berührst?
Desnos: Ja.
B: Max Ernst?
D: Ja.
B: Wird er lange leben?
D: 51.
B: Was wird er machen?
D: Wird mit den Verrückten spielen.
B: Wird er mit den Verrückten glücklich sein?
D: Frag die Frau da in Blau.
B: Wer ist diese Frau in Blau?
D: Da.
B: Wer, da?
D: Turm.

Bretons Frau, Simone, schreibt alles gewissenhaft mit, sie ist die Sekretärin dieser Session im elektrischen Museum. Aber Robert Desnos ist noch nicht fertig, er sagt der Frau in Blau, dem «Turm», die Zukunft voraus: «Sie wird drei Streichhölzer in drei Farben haben», was von Serene Alexandrian kurze Zeit darauf so interpretiert wird: «Sie wird drei große Lieben in ihrem Leben haben.»

Der «Turm» ist Gala Éluard, geborene Helena Dimitrievna Diakonova, und dieser Beiname «Turm» haftet ihr in der Gruppe an. Sie hält sich strikt im Hintergrund, tritt nie ins Rampenlicht automatischer oder anderer Aktivitäten. Sie würde sich nur einmischen, wenn es gälte, ihr zweites

Streichholz, den katalanischen Maler Salvador Dalí, zu protegieren. Sie hat ihn heute hierher mitgebracht. Anfang November ist sie mit ihm und seinen Bildern in Paris angekommen. Er stellte am 20. November *Den großen Masturbator* und andere Bilder in der Galerie Goëmans aus. Die Ausstellung wurde ein Erfolg, und nach dieser Ausstellung sprach Breton davon, Dalí für die Gruppe gewinnen zu wollen, denn dem Surrealismus schienen die Ideen auszugehen. Das wußte Gala. Auch hatte Bretons inquisitorischer Stil einige der fähigsten und intelligentesten Mitglieder bereits verjagt. Bis dahin waren neben vielen anderen schon André Masson und André Thivion ausgeschieden. Letzterer schrieb einmal, Bretons Genie bestehe im Erzeugen eines hochtemperierten Klimas der Offenbarung, um Besseres vom Schlechten zu trennen. Allerdings trennt er mit seinem Dogmatismus und seiner Unduldsamkeit ebensosehr die Besseren von anderen Besseren. Die Straße des automatischen Schreibens ist zur Sackgasse geworden, was einmal schockierte, läßt inzwischen manchmal Langeweile aufkommen. Deshalb streitet man sich auch jetzt mit Desnos herum, denn das Ergebnis seiner Trance ist unbefriedigend. Aussagen über Personen, die man sowieso nicht gern sieht, die auch nichts weiter tun, als anwesend zu sein, sind unattraktiv. Wo bleiben die Gedichte? Wo die halluzinatorischen Verse? Was ist mit den Texten, will man lauthals wissen. Den Anleitungen für Bilder? Wilden, tiefenpsychologischen Interpretationen von Märchen? Gala wirkt auf Breton ein, und es gelingt ihr, ihn davon zu überzeugen, daß Dalí über genügend Energie verfüge, das entstandene Vakuum in der Gruppe zu füllen. Sie entwickelt ihm Dalís Kurztheorie der paranoid-kritischen Aktivität: «Eine von Traumfragmenten ausgelöste Verzückung läßt sich auf eine solche Weise konzentrieren», sagt sie, «daß sie genau dann greifbar und erlebbar wird, wenn der Blick des Betrachters auf ein Gemälde fällt.» Da staunt Breton, das gefällt ihm. «Einen Teil seiner Persönlichkeit hat mein Dalí», fährt Gala fort, «in einen sich selbst analysierenden Apparat verwandelt. So kann er den dionysischen Strom in apollonische Leistungen umwandeln. Diese Methode zeichnet sich dadurch aus, daß sie sich immer wieder des Irrationalen bemächtigt. Durch die Übung der Aufmerksamkeit werden die vielschichtigen, aber legitimen Strukturen aus dem Unbewußten zutage gefördert.»

Das begeistert Breton, und er verspricht Gala, sich den jungen Katalanen näher anzusehen. Was nur so dahergesagt ist, denn er kennt alle seine Bilder sehr genau und weiß bereits, was er von ihm hält.

In einem anderen Teil des elektrischen Museums bricht unterdessen ein heftiger Streit aus. Robert wird weiter angegriffen, seine Sätze ergäben keinen Sinn. Serene Alexandrian verteidigt ihn, immerhin war sie es, die die Interpretation seines letzten Ausspruchs lieferte. Er reißt sich die Haare aus, versichert, er habe nur die besten Absichten gehabt, es spreche aus ihm und durch ihn; er selbst sei nicht in der Lage, all das zu kontrollieren, was sich in ihm bilde, um schließlich hervorzusprudeln. Paul Éluard, mit dem Gala noch verheiratet ist, aber schon nicht mehr zusammenlebt, weil in Katalonien das zweite Zündholz in ihr Leben trat, streitet heftig mit. Die Erwähnung von Max Ernst, mit dem Gala einmal eine Affäre hatte und der jetzt – da sie sich schon wieder einem anderen zuwendet – in einem Atemzug mit ihr genannt wird, hat Éluard aufgebracht. Er gerät in so heftigen Streit mit Desnos, daß letzterer beginnt, ihn mit einem Messer zu schlagen. Glücklicherweise nur zu schlagen, was zur Flucht Éluards führt; der eine jagt den anderen durch den Garten. Schließlich gelingt es Gala und Max Ernst, die beiden unter Kontrolle zu bringen.

Surrealisten leben nicht ungefährlich.

Das weiß Salvador Dalí, darum hält er sich geschickt abseits. Er ist der Neue in der Gruppe. Er sieht gut aus. Braungebrannt. Er trifft den Ton, der Breton und den anderen gefällt, und während im Garten gehetzt und schließlich beruhigt wird, ruft er: «Des Menschen wirkliche spirituelle Kultur liegt in seiner Fähigkeit, seine Gedanken zu pervertieren.»

Applaus!

«Hört, hört», brummt Breton. Er mag Ausbrüche von Aggressionen, aber sie dürfen nichts mit solch mondänen persönlichen Dingen wie Affären zu tun haben.

Gala nimmt mit großer Freude und Genugtuung zur Kenntnis, daß der neue Mann in ihrem Leben das Richtige sagt, daß er bewundert wird. Sie weiß genau, wie sehr er die Gruppe braucht, um sich nach vorn zu bringen. Ohne sie wird es ihm nicht gelingen, den Ruhm zu erlangen, der ihm, wie sie findet, zusteht. Denn ist es nicht so, daß viele seiner «surrealistischen» Bilder, wie *Das finstere Spiel* oder *Honig ist süßer als Blut*, sich besonders durch eine große Kraft und Erotik auszeichnen? Und wurde der Film *Ein andalusischer Hund* nicht schon geschaffen, bevor er sich den Surrealisten zugesellte? Dalí trifft in vielen seiner Gemälde den Zeitgeist, und da ist es nur natürlich, daß er in die Gruppe gebeten wird. Außerdem hat er etwas zu sagen: Wichtiges für die Gruppe und deren Ziele.

Da springt der Löwe Breton mit einemmal auf, stürzt auf Georgette Magritte zu – sie trägt ein goldenes Kreuz um den Hals –, schreit sie an und verlangt apodiktisch, sie solle dieses Kreuz abnehmen. Die Frau René Magrittes ist eher Puritanerin als Surrealistin. Sie wendet sich um, ruft trotz dieses abrupten Angriffs eher gelassen nach ihrem Mann, der an anderer Stelle in ein ernstes Gespräch mit Desnos vertieft ist, den er beruhigen will, und gemeinsam verlassen sie brüskiert das Haus. Immerhin ist dieser Dalí auch ein wenig ihre Entdeckung. Im August dieses Jahres 1929 sind sie und Henri zusammen mit den Éluards und Goëmans nach Cadaqués gefahren, um sich den jungen Wilden anzusehen, und haben ihn und seine hysterischen Lachanfälle ertragen.

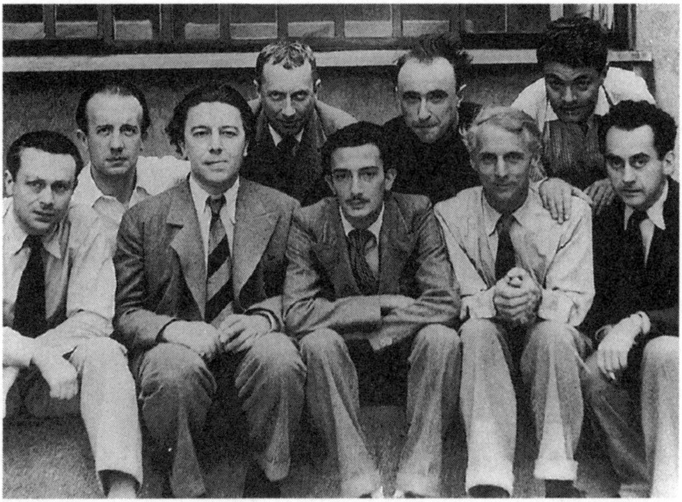

Dalí nach seiner Aufnahme in die Gruppe der Surrealisten Ende 1929. Die drei Männer Galas aus jenen Jahren – Dalí, Paul Éluard, Max Ernst – sitzen hier beisammen. (Foto: Robert Descharnes)

Es war das goldene Kreuz! Breton ist kämpferisch antiklerikal.

Vielleicht tritt nach diesem Zwischenfall eine kleine Verlegenheitspause ein, aber sie dauert nicht lange, denn man ist an solche Szenen gewöhnt. Sie bilden ebenso wie die Halluzinationen eines Robert Desnos einen festen Teil der Treffen. Dalí erkennt die Situation, nutzt die etwas betretene Stille aus und beginnt sofort zu reden: «Eines Tages, als ich [...] schmerzhaft eng geschnürte Schuhe trug, erreichte meine Eloquenz ihren Höhepunkt. Sicher steigert körperlicher Schmerz in meinem Falle die Beredsamkeit, Zahnschmerzen lösen bei mir oft einen rhetorischen Ausbruch aus.»

Wieder gibt es Applaus für ihn. Situationen wie die mit den Magrittes, fährt er fort, spornten ihn zu wahren Sprechkaskaden an. Gala ist stolz, sie wechselt Blicke mit Éluard, der begreift, worum es geht, denn er steht Pate bei der Aufnahme des Malers in die Gruppe. Noch hat er seine Rolle als erstes und bereits abgebranntes Streichholz nicht ganz angenommen, aber er weiß, woran er ist. Er kennt seine Frau schon sehr lange, seit über zwölf Jahren ist er mit ihr verheiratet. Er weiß auch, wie es um die Gruppe steht, denn noch vor nicht allzu langer Zeit, 1927, war in gewisser Weise der Höhepunkt der surrealistischen Bewegung erreicht, und Breton war neben Louis Aragon und ihm selbst der unumstrittene Herrscher. Letzteres gilt noch immer, nur ist der Zenit überschritten.

Desnos und er sind außer Atem, aber sie lachen wieder und prosten sich mit einem milchigen Pernod zu, der laut Breton genau diese Trübung haben muß.

«In der Türkei», doziert Breton, «gibt es Raki, und das bedeutet ‹Löwenmilch›, und die Milch des Löwen ist, das weiß jeder, Sperma, ist Kraft, kreative Potenz. Und darum muß dieses Getränk, das nebenbei noch das der arbeitenden Massen ist, auf diese und keine andere Weise getrunken werden.» Die Tür springt auf, und Benjamin Péret stürmt völlig zerzaust herein. Er war auf der Suche nach Priestern, die er beleidigen, ja, vielleicht verprügeln konnte, durch Paris gestreift. Auf jeden Fall will er es ihnen zeigen, und mit ein wenig Glück gäbe es einen kleinen Skandal, der die Gruppe wieder in die Presse brächte, wovon alle profitierten. Publicity-Ambitionen der Surrealisten.

Die Gruppe attackiert seit Jahren die heiligsten Themen der Franzosen, eines ihrer Lieblingsthemen ist der Papst. In ihrem Blatt *La Révolution Surréaliste* nennen sie ihn Seelenkrämer und Hund. «Unsere Revolution», ruft Péret, als er einige indignierte Gesichter sieht, denn nicht alle sind wirklich dieser Meinung, «ist keine, die im Schlips stattfindet, sondern eine Guerillabewegung, die mit Überfalltaktiken arbeitet. Das müssen sich einige hier unter uns einmal klarmachen. Wer mit dem Surrealismus liebäugelt, tut das nicht im Salon!» Er faßt alle ins Auge: «Wer mit dem Surrealismus mit will, muß auf die Straße! Die Aktivitäten der Surrealisten – unsere Aktivitäten! – wollen eine allgemeine Bewußtseinskrise auslösen.»

Applaus, Klatschen, Bravorufe.

Gala lächelt, innerlich jedoch ist sie getroffen, denn der Himmel, die Kirche, Religion bedeuten ihr viel. Nur ist sie klug genug, es hier niemanden merken zu lassen. Sie hat schon genug Feinde in der Gruppe. Dalí denkt sich, daß er auf Dauer hier anecken muß, denn er ist, wie er weiß, viel zu sehr Dandy, viel zu sehr in sich selbst verliebt, um sich für etwas außerhalb seiner selbst zu engagieren. Sein Engagement gilt nur ihm und Gala und damit wieder ihm selbst.

Doch er läßt sich ebenfalls nichts anmerken, spricht statt dessen von Cadaqués: «Die Landschaft ist ein Seelenzustand», ruft er. «Sie ist die harmonische Erleuchtung, das wirklich ästhetische Geheimnis von Dalís Selbstfindung.» Schon bei diesen ersten halböffentlichen Auftritten redet er von sich in der dritten Person.

«Dort», sagt er weiter, «kann ich mir wichtige Dinge vornehmen. Nur Gala ist in der Lage, die Landschaft meiner Phantasie Wirklichkeit werden zu lassen. Jeden Morgen fahre ich mit den Fischern hinaus. Sofort entzückt mich die Stille des Lebens, die Faszination der weißen Häuser, mit dem Kontrast der blutrot gestrichenen Haustüren, das Geheimnis des Dunkelgrüns der Olivenbäume vor dem leuchtenden Schwarz des Schiefers», ereifert er sich weiter, denn er meint bemerkt zu haben, daß sich Bretons Blick verfinstert. Es ist bekannt, und Gala hatte ihren Schützling gewarnt, daß Breton extrem prüde ist. Doch Dalí hat soeben Gala und sich in einem Atemzug genannt und damit das Unaussprechliche, nämlich ihr Zusammenleben in Spanien, in den Mund genommen. Noch ist sie mit Éluard verheiratet. *Sie* sind das Paar! Schon immer mischte sich Breton gerne in das Privatleben der Surrealisten, nicht nur in deren Schaffen. Mit Vorliebe in ihre sexuellen Verhältnisse. Die

Leidenschaft des Surrealismus, darauf besteht er immer wieder, könne nur auf der Treue zwischen Mann und Frau aufgebaut werden.

Schon Galas Affäre mit Max Ernst sah man nicht gern, und immer wieder ist Gala zum Stein des Anstoßes geworden; sie hatte beispielsweise auch Kontakt zu dem homosexuellen Literaten René Crevel gesucht. Homosexualität aber ist von Breton zum Tabu erklärt worden. Homosexuelle würden ihren Mitmenschen ein geistiges und moralisches Defizit zumuten, behauptet er.

Selbst Éluard bekommt Schwierigkeiten mit ihm wegen seiner ständigen Seitensprünge. Dabei sind Gala und Paul einhellig davon überzeugt, daß es bei einem Paar keinen Eigentumsanspruch am anderen gibt. Beide bejahen eine substantielle Treue, die durch die Kapricen des Körpers nicht gefährdet werden könne. Paul betrachtet die Beziehung zu Gala zeit seines Lebens als kostbares Geschenk. In seinen Briefen beteuert er es immer wieder aufs neue. Breton jedoch wirft ihm «flache Zügellosigkeit» vor.

In einen solch prüden Rahmen paßt Gala nur schlecht, und tief in ihrem Inneren verachtet sie Breton. Sie versucht ständig, den Puritaner mit freizügiger Sexualität zu provozieren und zu schockieren, diesen «Pedell», wie sie ihn nennt. Natürlich weiß sie sich gut beschützt, immerhin sind da Ernst, Éluard und jetzt auch Dalí, die alles für sie tun würden. Aber in dieser Umgebung, in der die Frauen von den gewaltigen Männern erwählt, zur Muse sublimiert und irgendwann abserviert werden, verkörpert sie so etwas wie Sex pur. Und sie ist es, die die Männer sucht und ihnen wieder den Laufpaß gibt, nicht umgekehrt. Das verunsichert einen Großteil der surrealen Männerwelt und auch die Frauen, die angesichts solcher Freiheiten ihre eigenen beschränkten Rollen um so stärker empfinden. Gala produziert nichts, ist weder Malerin noch Bildhauerin noch Dichterin. Wenn die Surrealisten ihr surrealistisches Spiel spielen, gibt sie immer denselben Beitrag dazu. Der Turm bewegt sich nicht. Man spielt *Die exquisite Leiche*: Ein Blatt wird genommen, und jemand zeichnet etwas, knickt um, der nächste zeichnet etwas, knickt um, gibt es weiter, wieder entsteht ein Stück Zeichnung und so fort, bis das gesamte Blatt voll ist und entfaltet und interpretiert werden kann. Das Spiel sollte laut Breton die unterbewußten Verbindungen einer kollektiven Phantasie zeigen. Bald schon werden diese Bilder in den surrealistischen Ausstellungen gezeigt.

Gala zeichnet immer dasselbe: Brüste mit Antennen. Die kennt jeder schon. Aber man beachtet das auch nicht, denn Gala ist nicht hier, weil sie Künstlerin ist. Gala ist hier und war immer hier, weil sie Gala ist. In Max Ernsts Gemälde *Au Rendez-vous des Amis* von 1922 ist Gala die einzige Frau unter lauter Männern. Lauter potenten Künstlern. Lauter Surrealisten. Dabei spielen im Surrealismus Frauen eine große und sehr aktive Rolle, mehr als in jeder anderen Bewegung – Meret Oppenheim, Leonor Fini, Valentine Hugo sind aktive kreative Frauen und Mitglieder der Gruppe. Einzig Bretons Frau, Simone Kahn, und Gala sind keine Künstlerinnen. Breton zufolge ist es der Geist der Kollektivität, wie er von ihm erzeugt wurde, der die surrealistischen Frauen ihren Weg finden läßt.

Whitney Chadwick behauptet dagegen, die Surrealisten hätten sich auf den Symbolismus der Jahrhundertwende bezogen, als sie über Frauen schrieben. Als sie an Frauen dachten. Frauen sollten schön, stark und schöpferisch sein, ätherisch, leidenschaftlich, sollten Inspiration ausstrahlen, Mutter und Hure gleichzeitig sein – das ist Gala. Und Gala zieht die künstlerische Tat immer dem intellektuellen Kaffeehaus-Gerede vor, wie sie es nennt. Sie spornt immer an, will Taten sehen.

Es ist spät geworden im elektrischen Museum, Robert Desnos liegt erschöpft und verschwitzt auf einem Diwan. Paul

Éluard, der stets Kränkelnde, liegt ebenfalls hingesunken neben seiner derzeitigen Begleiterin – wahrscheinlich ist es Nusch – auf dem Boden und läßt sich streicheln. Dalí steht in der Mitte, er weiß sich im Zentrum der Aufmerksamkeit und sagt zu Breton: «Wenn ich erfahren sollte, daß das Weltall bevölkert ist, wäre meine Bestürzung nicht zu übertreffen, und deshalb verfolge ich die Zeitungen mit einer Unruhe, die an Panik gemahnt.»

Breton lächelt.

Für Dalí ist das jedoch kein Witz, denn er selbst steht im Zentrum seines Universums, und erst seit einigen Monaten ist er bereit, dieses Zentrum mit Gala zu teilen.

Sie ist neben ihn getreten und flüstert ihm ins Ohr, er solle nicht übertreiben: «Die Surrealisten können so streng sein wie ein religiöser Orden!» mahnt sie ihn. Die Pause nutzend, hat sich jetzt Alberto Giacometti zu Breton gesellt und ihm eher halbherzig ein anderes surrealistisches Spiel vorgeschlagen. Er will sich einschmeicheln, denn er steht, wie er weiß, auf der Abschußliste. Zu lange schon beschäftigt er sich mit Dingen, die nicht mehr den surrealistischen Mustern entsprechen. Breton ist heute großherzig, sie spielen das Assoziations-Frage-und-Antwort-Spiel. Giacometti fragt ihn also unversehens: «Was ist die violette Farbe?» Breton läßt sich nicht ins Bockshorn jagen und kontert: «Eine Doppelfliege!» Dann fragt er gleich scharf zurück: «Was ist Kunst?» Aber auch Giacometti ist vorbereitet: «Eine weiße Muschel im Waschbecken.» Breton schaut ihn lange an, nickt mit dem Kopf, lächelt ein vages Lächeln und sagt: «Die größte Schwäche des zeitgenössischen Denkens scheint mir in einer unsinnigen Überschätzung des Bekannten im Verhältnis zu dem noch zu Erkennenden zu liegen.»

Wilder Applaus. Giacometti trinkt dem Löwen lächelnd zu. Er hat die latente Drohung des Ausspruchs verstanden.

Breton läßt ihn noch gewähren.

Der Abend neigt sich dem Ende zu.

Dalí will das letzte Wort haben, spielt sich in den Vordergrund und sagt etwas von der großen Liebe. Dann spricht er über die Premiere des Films *Ein andalusischer Hund*. Die Szene mit dem Durchschneiden des Auges sei ihm gekommen, als er sein Portrait von Buñuel von 1924 wieder angesehen habe. Dessen langgezogene spitze Wolken seien den Wolken in einem Bild des italienischen Renaissancemalers Andrea Mantegna nachempfunden, das im Prado hänge, und eine besonders spitze ziele fast genau auf Buñuels rechtes Auge. Buñuel blickt jetzt finster zu ihm hin, denn er ist davon überzeugt, daß dieser Film nur ihm gehört.

Gala will Dalí fortziehen, aber er nimmt das vorherige Thema noch einmal auf, indem er sich ihr zuwendet, und spricht wieder von der einzigen Liebe, von der Stärke seiner Verbindung zu ihr, von der Bedeutung des Paares in seinem Leben. Breton unterbricht ihn und reißt damit das Wort abschließend noch einmal an sich. Denn er ist hier, das weiß Dalí noch nicht, und wenn er es weiß, so zeigt er es nicht, der Hausherr und Chef und hat das letzte Wort. Er deklamiert: «Unbeschadet der Mittel, die notwendig sein werden, um die Welt zu verändern und damit insbesondere diese gesellschaftlichen Hindernisse zu beseitigen, ist es vielleicht doch nicht überflüssig, sich klarzumachen, daß diese Idee der einzigen Liebe aus einer mystischen Haltung herstammt – was nicht ausschließt, daß sie von der gegenwärtigen Gesellschaft zu zweideutigen Zwecken erhalten wird.»

Unter Applaus wird die Sitzung aufgehoben. Es ist spät, und die Surrealisten gehen nach Hause. Es war ein langer Tag. Das elektrische Museum wird für heute geschlossen. Gala ist zufrieden, denn sie weiß, Dalí hat es geschafft; er gehört nun zur Gruppe, und die Zeit ihres gemeinsamen Surrealismus kann beginnen.

Die Lichter gehen aus, das «Museum» liegt im Dunkeln. Wer mag aufgeräumt haben?

1929 – Beginn einer Liebe

1929 schreiben Luis Buñuel und Salvador Dalí in Figueres das Drehbuch zu *Ein andalusischer Hund*. Den Film finanziert Buñuels Mutter. «Nur eine Mutter war in der Lage, eine Idee zu finanzieren, die aller Welt aberwitzig vorkam», schreibt Buñuel.

Der Arbeit am Drehbuch widmen sie sich gemeinsam. Dalí sagt: «Ich habe letzte Nacht geträumt, mir liefen Ameisen über die Hände.» Darauf Buñuel: «Mensch Mann, und ich habe geträumt, daß jemand jemandem ein Auge aufschneidet.» – «Und dann?» – «Jemand schleppt eine Kanone hinter sich her.» – «Nein, laß uns einen luxuriösen Sessel nehmen.» – «Nein, einen Konzertflügel.» – «Sehr gut, und oben auf dem Flügel ist ein Esel», ruft Dalí, «nein, besser zwei verwesende Esel.» – «Wunderbar!» Und die beiden schließen: «Da haben wir unseren Film!»

An seinen Freund Pepín Bella schreibt er: «Bin mit Dalí verbundener denn je. Wir haben innigst zusammengearbeitet, um ein Drehbuch zu erstellen, das in der Geschichte des Kinos einmalig ist.»

Im April bekam Dalí das Geld von seinem Vater, um nach Paris zu gehen und dort an dem Film zu arbeiten. Buñuel bringt den Freund in einem kleinen Hotel in Montmartre unter. Dalí schreibt über diese erste Zeit in der Metropole, er sei wie ein streunender Hund durch die Straßen geirrt. Krank vor Sehnsucht. Die Nachmittage habe er damit zugebracht, auf den Caféterrassen herumzusitzen und den Frauen und den Träumen leidenschaftliche Blicke hinterherzuwerfen. Oft habe er sich mit ausgedörrter Kehle gefragt, wo die Tasche geblieben war, in die er ganz Paris habe stecken wollen. Zum erstenmal seit seiner Studienzeit in Madrid ist er von seiner Familie und seiner Costa Brava getrennt. Von einem Taxifahrer läßt er sich in ein Bordell bringen. Er bleibt Voyeur, berührt nichts und niemanden.

Daran sollte sich auch in seinem weiteren Leben nichts ändern. Später einmal geht er nach einer Corrida in Barcelona in ein Bordell. Er hat stets behauptet, alle spanischen Männer gingen nach den Stierkämpfen, nach diesem Ritual des Todes, in den Puff. Er läßt sich alle Mädchen im Detail vorführen. Wollen sie ihn jedoch berühren, denn er ist inzwischen der große Meister, und sie kennen ihn, so schiebt er sie weg und ruft: «Der Schmutz, der Schmutz!»

Für den Dalí vor Gala sind Frauen mysteriöse und faszinierende Kreaturen, und er, Dalí, ist der Voyeur, der sie anschaut, der zuläßt, daß sie seine Phantasie bevölkern, sie aber nie berührt.

Am 6. Juni findet in einer Privatvorführung als Doppelvorstellung zusammen mit Man Rays *Les Mystères du Château du Dé* im Kino Ursulines in Paris die sensationelle Premiere von *Ein andalusischer Hund* statt. Der Film wird umgehend zum großen Erfolg. Die beiden Freunde haben es geschafft. Es sei ein Film gewesen, schreibt Dalí Jahre später, den er dem geistreichen, eleganten und intellektualisierten Paris mit der ganzen Realität und der vollen Wucht des iberischen Dolchs mitten ins Herz habe stoßen wollen, dessen Klinge in den Flammen der Heiligen Katholischen Inquisition geschmiedet worden sei, unter den Lobgesängen des glühenden Stahls der Auferstehung des Fleisches.

Im Sommer geht Dalí zurück nach Cadaqués. Im Triumph kehrt er heim, trunken vor Erfolg, wie er sagt. Buñuel ist ebenfalls dort, denn die beiden wollen an ihrem nächsten gemeinsamen Projekt, *L'Age d'or (Das goldene Zeitalter)*, arbeiten. Graf de Noailles, der fast alle Bilder von Dalís Ausstellung in Paris erworben hatte, gibt diesen weiteren Film des Gespanns in Auftrag.

Als sie sich in Cadaqués ausruhen und gemeinsame Pläne schmieden, kommen Paul Éluard und Frau Gala mit Tochter Cécile, René Magritte mit Frau und der Galerist Goëmans mit seiner Freundin Yvonne, der Dalí inzwischen in Paris vertritt, um den Maler zu besuchen. Um den Paradiesvogel kennenzulernen. Dalí hat Gala als erster wahrgenommen, läuft zu Buñuel und sagt: «Da ist eine tolle Frau angekommen!»

Buñuel schreibt über die Begegnung: «Dalí war von einem Tag zum anderen völlig verändert. Jede Übereinstimmung von Ideen zwischen uns war verschwunden. Er sprach nur noch von Gala und wiederholte jedes Wort, das sie sagte.»

Das ist der Beginn einer leidenschaftlichen, dauernden Liebe.

Dalí ist damals ein schüchterner und sogar noch «jungfräulicher» junger Mann. Er selbst versichert, Gala sei die einzige Frau, mit der er jemals sexuellen Kontakt gehabt habe. Dabei ist es möglich, daß beide nur ein einziges Mal miteinander schliefen, glaubt man den Biographen. Ian Gibson dagegen behauptet, die beiden hätten nie eine sexuelle Beziehung gehabt.

Gala ist das vollendete Gegenteil von Dalí, als sie ihn im August 1929 in seinem Dorf Cadaqués kennenlernt. Sie ist Mitte Dreißig, hat ein überwältigendes, alles vereinnahmendes Wesen, ist aggressiv («Sehr, sehr aggressiv», so der Maler und Fast-Adoptivsohn Dalís, Anton Pitxot), promiskuitiv, dominant und von enormer Willenskraft. Zusammen werden Dalí und sie eine ausgewogene Symbiose bilden, denn sie ergänzen sich perfekt: Gala kann dem Künstler vom ersten Moment an bis zum Ende genau das geben, was er braucht; und er ist in der Lage, ihre drei Lebenswünsche: Schönheit (er verewigt sie in idealisierten Portraits), Macht und Reichtum, zu erfüllen.

Dalí hat seine Frau gefunden, seinen vollkommenen Gegenpart.

«Da ist eine tolle Frau angekommen!» und: «Ich will sie um alles in der Welt erobern!»

Gala dagegen empfindet zunächst nur wenig Sympathie für ihn und läßt es ihn spüren. Was ihn aber nicht schreckt, denn er ist erfüllt von seinem Erfolg in Paris und beschließt, sich Gala auf originelle Weise zu präsentieren, denn haben will er sie. Er probiert verschiedene Verkleidungen aus, um herauszufinden, wie diese Frau sich gewinnen ließe. Er legt die Ohrringe seiner Schwester Ana Maria an, nimmt sie aber wieder ab, denn sie behindern beim Schwimmen. Er schlingt sich eine Perlenkette um, zerwühlt sein Haar und nimmt eine Palette voller Pinsel in die Hand. Dann holt er sein bestes seidenes Hemd, schneidet den Saum ab, so daß es ihm nur knapp bis zum Bauchnabel reicht, zieht es an und beginnt, es gezielt zu zerreißen. Ein Riß legt die Schulter bloß, einer den Ansatz der rechten Brusthaare, ein anderer seine linke Brustwarze, dann trennt er noch den Kragen ab. Die Unterhose zieht er verkehrt herum an. Anschließend rasiert er sich die Achselhöhlen, mischt blaue Farbe an, färbt die frisch rasierte Haut ein, rasiert erneut, und die Farbe durchsetzt sich mit Blut, dann verschmiert er das Blut, verstreicht es auch auf seinen Knien, ja, kann der Versuchung nicht wiederstehen, sich mit dem Rasiermesser noch einen Schnitt am Knie beizubringen, um das Bild abzurunden. Das Blut gerinnt, und er steckt sich feuerrote Geranien hinter die Ohren. Als olfaktorisches Schlußdetail erhitzt er Fischleim in etwas Wasser, gibt Ziegenmist hinzu und streicht sich mit dem Gebräu von Kopf bis Fuß ein, um den Geruch eines Fauns zu suggerieren. So endlich seiner Vorstellung entsprechend richtig zurechtgemacht, tritt er auf den Balkon und betrachtet Gala, die unten steht. Und er erblickt den Traum seiner Jugend, der auf phantastische Weise fleischliche Wirklichkeit geworden ist, vor sich. Als er hinuntergeht, um sie zu begrüßen, bricht er jedoch wieder in einen der Lachkrämpfe aus, die ihn damals plagen. Gala schaut ihn an und ist nicht begeistert. Der Lachkrampf wird stärker.

Dalí sagt: «Mein Lachen erstaunte alle, und dieses Erstaunen, das ich jedesmal, wenn ich in Lachen ausbrach, auf allen Gesichtern bemerkte, verstärkte nur meine Anfälle. Manchmal, wenn alle am Strand saßen, um die nachmittägliche Kühle zu genießen, völlig vertieft in ein philosophisches Gespräch, unterbrach ich sie, um etwas zu sagen. Aber sobald ich den Mund öffnete, erklang wie eine Explosion mein Lachen. Schließlich hörte ich ganz auf zu reden, denn statt zu sprechen, konnte ich nur lachen. Meine surrealistischen Freunde akzeptierten mein Lachen mit Resignation, sie betrachteten es als eine der Unbequemlichkeiten im Umgang mit einem Genie, wie ich ganz offensichtlich eins war ...»

Auf Gala macht das Lachen keinen Eindruck, die anderen Gäste in Cadaqués jedoch scheint es eher zu vergnügen, auf keinen Fall stört es sie. Vielleicht sind sie sich auch nicht sicher, ob es nicht Ausdruck eines tieferen surrealistischen Verständnisses vom Lauf der Welt ist.

Unterdes betrachten sie das gerade vollendete Gemälde *Das finstere Spiel*, auf dem Exkremente abgebildet sind. Die Freunde fragen sich, ob es möglich sei, daß Dalís Fixierung auf Exkremente und seine skatologischen Phantasien vielleicht nicht nur künstlerische Bedeutung haben. Man ist über diese Möglichkeit angesichts der realistischen Darstellung entsetzt und schockiert. Gala ekelt das Bild an, sie erklärt ihm, Dinge dieser Art seien ekelhaft und mit ihrem Leben unvereinbar. «So läufst du Gefahr, dein Werk auf die Stufe eines psychologischen Dokuments zu reduzieren», sagt sie und fährt fort, wenn solche Dinge nicht überwunden oder zumindest überhöht würden, bliebe von seiner Arbeit nichts als eine private Psychopathographie, die auf Dauer jedoch niemanden interessiere. Sie fordert ihn dazu heraus, aus seinen Obsessionen etwas zu machen.

Nach Galas Maßregelung seiner Bilder will Dalí erneut in einen seiner Lachkrämpfe ausbrechen, als sie seine Hand greift, ihm bedeutet, daß sie ihn verstehe, und sagt: «Mein Kleiner, verstehst du denn nicht, daß wir uns nie mehr trennen werden.»

Beginn einer Liebe!

Wer ist diese Frau, Gala? Helena Dimitrievna Diakonova. Woher kommt sie? In den verschiedenen Biographien wird sie 1893 (Vieuille), dann 1894 (Bona), dann 1895 (McGirk) geboren, einmal in Kazan, ein andermal in Moskau, dann wieder ist ihr leiblicher Vater verstorben, und der Stiefvater, ein reicher Anwalt, zieht sie auf. Der Mann (Ivan? Igor? Isidor?) kümmert sich um die vier Geschwister: Vadim, Nicolai, Gala und Lidia. In einer anderen Version verschwindet der leibliche Vater nach Sibirien, um Gold zu schürfen. Dann hört man, Gala mochte den Namen Diakonova nicht, denn das sei in Moskau ein gewöhnlicher jüdischer Name gewesen, und deshalb habe sie oft durchblicken lassen, sie stamme von einem russischen Aristokraten ab; ein andermal ist Helena die Tochter eines kirgisischen Zigeuners, mit dem die ganze Familie im Ural in einem gewaltigen Zelt lebt, um in den Flüssen nach Gold zu schürfen. Gala behauptet, sie sei von ihrem Stiefvater sexuell mißbraucht worden. Dann wieder kommt ans Licht, daß der Stiefvater gar nicht der Stiefvater, sondern der leibliche Vater ist, daß die Mutter nach dem Tod des ersten Gatten nach orthodoxem Recht nicht wieder heiraten konnte und darum mit dem zweiten Mann nur zusammenlebt, der aber der tatsächliche Vater ihrer Kinder ist. Somit Galas Vater. In Kazan darf sie – als Mädchen – nicht studieren. Andernorts liest man, sie habe in Moskau die Frauenuniversität besucht. Einmal erzählt sie die Geschichte, daß selbst die Pferde des kirgisischen Zigeunervaters Champagner zu trinken bekamen, wenn sie einen Brocken Gold in einem vereisten sibirischen Fluß fanden. Sie flüchtet in die Phantasie, ihr Ziel: Vertuschung der Wirklichkeit. Fest steht, sie ist ein kränkliches Kind, und fest steht auch, ihre Familie hat genügend Geld, um sie in ein Sanatorium in die Schweiz zu schicken.

Das Jahr: 1912. China beendet die Herrschaft der Mandarine und verwandelt sich in eine Republik, die *Titanic* ist mit eintausendfünfhundertdreizehn Passagieren an Bord gesunken, der Krieg auf dem Balkan ist ausgebrochen, der Erste Weltkrieg beginnt sich abzuzeichnen, Helena Diakonova sitzt im Zug aus Moskau und erreicht Zürich. Alleine hat sie sich auf den Weg gemacht, in der Schweiz in einem Sanatorium ihre Krankheit zu kurieren. Aber die Krankenberichte, beziehungsweise die Diagnosen variieren. Ein Arzt in der Schweiz befürchtet, sie könne schizophren sein; ihr Vater behauptet stets, sie sei eine eingebildete Kranke. Sie hat Tuberkulose, Rippenfellentzündung, Schwindsucht, möglicherweise auch Epilepsie. Sie ist exaltiert und hält sich selbst für hysterisch. Niemand scheint genau zu wissen, ob sie krank ist oder nicht. Offensichtlich hat sie Rußland verlassen und ein neues Leben für sich suchen wollen. Der erste Schritt ist ihr gelungen. Sie befindet sich in der Schweiz und lernt dort jemanden kennen, in den sie sich verliebt und der ihr gestatten wird, für immer im westlichen Teil Europas zu bleiben, nie wieder nach Moskau zu müssen: Paul Grindel, der sich später Paul Éluard nennt. Geheilt kehrt sie zunächst nach Rußland zurück, um 1916 Moskau für immer hinter sich zu lassen. Sie geht nach Paris, wohnt zuerst in einer Pension und schreibt sich an der Universität für Zeichnen und Französisch ein. Wie ihr diese Reise mitten im Krieg gelingt, ist nicht bekannt. Wahrscheinlich fährt sie mit dem Schiff von einem russischen Ostseehafen aus. In Paris jedoch erwartet sie nicht das Paradies, denn die Beziehung zu Paul Éluards Mutter ist problematisch. Paul ist an der Front,

Freunde hat sie in Paris noch nicht. Obendrein wird sie 1917 schwanger – für Gala wohl eher ein Unfall, der ihr merkwürdig distanziertes Verhältnis zu Cécile erklären mag. Mit ihrer Tochter lebt sie, außer als das Kind noch ganz klein ist, nie zusammen, und sie holt sie auch nicht zu sich, als sie später Dalí heiratet, weil es weder in das Selbstbild der *femme fatal*e noch in das der Kindfrau paßt, ein Kind zu haben. Es gibt zu Anfang dieses Jahrhunderts nur einen Frauentyp, der Mutterschaft mit einschließt: die Ehefrau. Alle anderen Frauentypen widersprechen der Mutterrolle.

1917 bricht in Rußland die Revolution los, und die Nachrichten von ihrer Familie sind grauenvoll: Man wohnt nur noch in einem Zimmer der alten Wohnung, ihr Bruder Vadim überlebt zwar den Krieg, verhungert aber in den Wirren der Oktoberrevolution.

Armut hat Gala zeit ihres Lebens in Panik versetzt. Die Vorstellung, ohne Geld zu sein, macht sie krank. Noch 1932 schreibt Éluard an sie: «Du solltest in Geldangelegenheiten nicht so schnell verzweifeln. [...] Arm sein, das ist doch nicht so schlimm, Hauptsache, Du kannst annährend so leben wie es Dir gefällt und bist jung, schön und gesund.»

Mit Éluard beginnt sie nach dem Krieg mit Kunstobjekten zu handeln und erzielt damit gute Gewinne. Wie sich zeigt, verfügt sie über einen sehr feinen Kunst- und Sachverstand und ist eine ausgezeichnete Geschäftsfrau. Mit Dalí wird sie später zur Händlerin par excellence, die den Maler auf bis dahin fast ungekannte Weise (von da an aber auf sehr vertraute Art) vermarktet. Darin liegt ihre Stärke. Gala kann nicht kochen. Dalí versichert, ihre Speisen schmeckten nach Taschentuch. Sie ist nicht kreativ – für Dalí ist Kochen und auch Essen ein kreativer Akt. Gala kann nicht nähen, verabscheut jede Art von Hausarbeit: «Die bringt nichts ein und sie verbraucht die Kräfte, die armen kleinen Kräfte der Frauen.» Ähnliches gilt bei ihr auch für die sogenannten Mutterpflichten: Während der zwanziger Jahre bleibt die kleine Cécile wegen Galas freizügigem Liebesleben, wegen ihrer ständigen Reisen und ihrer wachsenden Geschäftsinteressen bei der Großmutter zurück. Ein Zustand, der sich für das Kind nicht mehr ändern sollte.

Als die Zeit des Surrealismus beginnt, bricht damit Galas große Zeit als Manipulatorin der Kunst an. Man respektiert sie, denn ihre Begabung liegt in ihrem Einfühlungsvermögen. Bretons Frau Simone Kahn und sie sind die einzigen Frauen, die vom ersten Tag an zum Kreis der Surrealisten dazugehören.

Wie es scheint, ist Gala eine Ausnahmefrau, die nie auf einen «Richtigen» wartet, sondern sich holt, was sie haben will – 1929 eben ist es Salvador Dalí.

Salvador Felipe Jacinto Dalí wird um 8.45 am Morgen des 11. Mai 1904 geboren. Den Namen Salvador trug vor ihm schon ein anderer, sein am 1. August 1903 mit 21 Monaten an Meningitis verstorbener Bruder. 1961 sagt Dalí bei einer Pressekonferenz in Paris: «Alle Exzentrik, die ich für gewöhnlich äußere, der inkohärente Exhibitionismus, sind nichts anderes als die konstante Tragik meines Lebens. Ich muß mir beweisen, daß ich nicht der tote Bruder bin, sondern der lebendige Bruder [...] darum mache ich mich unsterblich.» Oft in seinem Leben betrachtet er seine Geburt als seine erste Erfahrung von Ablehnung, denn sobald sein Bewußtsein erwachte, sei ihm klargeworden, daß er nichts anderes als einen Ersatz für seinen verstorbenen Bruder darstellte. Als er vier Jahre alt ist, wird seine Schwester Ana Maria geboren. Die Zuwendung der Eltern, besonders der Mutter, muß geteilt werden. Bald kommt er auch noch in den Kindergarten, was ihm wie eine Verbannung erscheint.

Mit elf oder zwölf Jahren versetzt er seine Klassenkameraden einmal damit in Erstaunen, daß er einen Tisch aufbaut und eine Geldwechselstation einrichtet, wie Dalí als Kind das nennt. Er bietet den anderen Kindern an, ihnen Fünf-Céntimos-Stücke für zehn Céntimos abzukaufen und wechselt, solange der Vorrat reicht. Man hält ihn für durchgedreht. Er hingegen erklärt, er habe eine mathematische Entdeckung gemacht, die ihm auf dem Umweg über den Wechsel ungeahnte Reichtümer einbringe. Die Anekdote zeigt, daß ihm jede Art von Interesse und Beachtung anderer Menschen schon früh in seinem Leben wichtiger ist als Geld. Darum, so schreibt Claire Goll später, sei er genau der Mann für Gala gewesen: großspurig, aber ohne Stolz, bereit, um jeden Preis Aufmerksamkeit zu erregen und Erfolg zu haben, und sei er der platteste und vulgärste. Für einen Künstler seines Ranges, fährt sie fort, «bedarf es schon eines ziemlichen Mangels an Selbstgefühl und Würde, um das Publikum mit der Länge seiner Schnurrbartspitzen oder mit dem Nashorn-Stockknauf zu verblüffen».

Der Sechzehnjährige trägt 1920 in sein Tagebuch ein, er wolle nach dem Abschlußexamen auf die Kunstschule nach Madrid gehen und «ausschließlich für die Wahrheit arbeiten». Dann werde er ein Stipendium gewinnen und vier Jahre in Rom studieren, und nach der Rückkehr aus Rom wäre er ein Genie und die Welt würde ihn bewundern. «Vielleicht», schreibt er, «werde ich mißverstanden und gehaßt, aber ich werde ein Genie sein, ein großes Genie, dessen bin ich mir sicher.» Teil eins verläuft nach Plan, und im September 1922 tritt er in die *Academia San Fernando* an der *Escuela de Bellas Artes* in Madrid ein, aus der er 1926 hinausgeworfen wird, weil er beim Abschlußexamen die Antworten verweigert. Denn seine Professoren könnten ihm in Fragen der Ästhetik nicht das Wasser reichen. Später sagte er dazu, er sei bestrebt gewesen, so brillant wie möglich zu sein. Wunderbar sei er vorbereitet gewesen. Unglaubliches Glück habe er gehabt, denn man habe genau sein bevorzugtes Thema gewählt. Doch plötzlich sei ein unüberwindliches Gefühl der Trägheit über ihn gekommen, und er habe den Anwesenden erklärt: «Es tut mir sehr leid, aber ich bin unendlich viel intelligenter als diese drei Professoren, und darum lasse ich mich von ihnen nicht prüfen.»

Auch nach Rom gelangt er, wie er es sich im Tagebuch vornahm, aber das wird in einen späteren Abschnitt seines Lebens fallen.

Doch bevor seine Vorstellungen Wirklichkeit werden, geschieht etwas Traumatisches: Am 6. Februar 1921 stirbt die Mutter, und der Vater heiratet seine Schwägerin, die Schwester der Mutter. Von den Kindern *Tieta* – Tantchen – genannt, lebte sie schon seit Jahren bei ihnen in Figueres.

Die folgenden Jahre verbringt Dalí studierend und intensiv damit beschäftigt, erwachsen zu werden, in Madrid und in Cadaqués, wo die Familie ein Haus direkt am Meer besitzt, in dem er sich ein Atelier einrichtet.

Dalí malt, und der Vater fördert die künstlerischen Neigungen seines Sohns, organisiert sogar eine Ausstellung in seinem Haus. Im November 1925 hat der junge Maler seine erste Einzelausstellung bei Dalmau in Barcelona. Sie wird bei der Kritik und hinsichtlich des Verkaufs ein Erfolg. Er zeigt dort noch Bilder, die im altmeisterlichen Stil und mit der Palette von Vermeer gemalt sind – Brot, Portrait der Eltern et cetera. Solche und andere Übernahmen aus klassischen Malstilen wird er später auch für seine surrealistischen Kompositionen einsetzen, um daraus schließlich seine charakteristische «Handschrift» zu machen.

Das Leben in Madrid in der *Residencia de Estudiantes*, dem exklusiven Studentenheim, und die Verbindung mit Buñuel, mit García Lorca und dem Dichter Raphael Alberti werden für Dalí sehr wichtig. Dort tritt er auch in Kontakt mit dadaistischen Gruppen, was für ihn zum ersten Schritt auf dem Weg in Richtung Surrealismus wird.

Die Beziehung zu seiner Schwester bedeutet ihm viel. Ana Maria begleitet ihn ständig, leistet ihm und seinen Freunden in den Sommern Gesellschaft – wenn Lorca kommt, wenn Buñuel sie besucht. Ana Maria ist sein Modell und gleichzeitig Zentrum seiner sexuellen Phantasien. Dalí schreibt ein Gedicht auf die Schönheit ihres Schließmuskels.

Gala vermutet zu Beginn ihrer Beziehung, daß Dalí gegenüber seiner Schwester Ana Maria inzestuöse Gefühle hegt, und erblickt in ihr eine Rivalin; darum haßt sie sie.

Bemerkenswert daran ist, daß die Eifersucht gegenüber der Schwester für eine freie Sexualmoral spricht, die aber im affektiven Bereich keine Entsprechung hat – denn der mögliche Tabubruch, den der Inzest bedeutet, läßt sie kalt gegenüber dem Empfinden, die Schwester zur Rivalin zu haben. Die Rivalität scheint stärker als moralische Konventionen.

Aber auch Ana Maria liebt Gala nicht. Sie schreibt über die Begegnung mit der Gruppe aus Paris, jenen «merkwürdigen Weltwesen», die sich da an die katalanische Costa Brava verirrt hatten, sie seien zerstörerische Monstren, die ihren Bruder aus der Bahn werfen und ihn seinen Freunden und seiner Familie entfremden würden, die darüber hinaus die Landschaft von Cadaqués nicht verstünden. Das Verlangen dieser merkwürdigen Personen, «die Grundlage der Moral und des Anstands in den Menschen zu zerstören», sei so fanatisch, «daß ihre Besessenheit keine Grenzen kannte, selbst wenn sie für einen Augenblick eine reine und lautere Welt sahen, die der ihren entgegenstand».

Trotz aller Widernisse übersteht Dalí seine Kindheit gut, das Verhältnis zu seiner Familie ist ausgeglichen, man läßt ihn tun, was er will: er kann malen. Er wird darin sogar von seinem Vater aktiv unterstützt. Kindheit und Jugend faßt der Meister trotz mancher Traumata so zusammen: «Alles modifizierte mich, nichts änderte mich; ich war weich, feige und elastisch [...] ich war, wie der Name (Salvador – der Retter) andeutet, für nichts Geringeres bestimmt, als die Malerei aus der Leere der modernen Kunst zu erretten, und dies in der abscheulichen Epoche automatischer und zweitklassiger Katastrophen, in der wir das Unglück und die Ehre haben zu leben. Wenn ich in die Vergangenheit blicke, erscheinen mir Wesen wie Raffael als wahre Götter.»

Das schöpferische Leben beginnt sich auszuzahlen, Erfolg stellt sich ein, *Ein andalusischer Hund* bringt den Durchbruch, eine erste Ausstellung in Paris internationale Anerkennung. Buñuel schreibt später in seinen Erinnerungen: «Das Drehbuch des Films ist die Arbeit von beiden. An einigen Stellen haben wir sehr eng zusammengearbeitet. Dalí und ich waren ein Herz und eine Seele in jener Zeit. Dann tauchte Gala auf [...] Das hat ihn verändert. Aber der Film gehört mir. Ich habe eine Zeitlang in Figueres gelebt, während wir das Drehbuch geschrieben haben, und Dalís Beitrag ist nur die Szene mit den Priestern.»

Voll bricht der Streit nach *L'Age d'or* aus, wenn die Autorenschaft und die Gewichtung der jeweiligen Arbeit hin und her bestritten werden und jeder den Ruhm am Werk für sich allein beansprucht. Buñuels Bericht ist widersprüchlich genug, um das Thema später nochmals aufzugreifen.

Und plötzlich ist Gala da! Die ersehnte Gala; Kinderträume tauchen in Dalís Leben auf und nehmen körperliche Gestalt an. «Er verliebte sich in Gala, bevor er sich in sie verliebte. Bevor er sie sah. Er war verliebt in die Liebe, verliebt in sich selbst», schreibt Luis Romero, «und er wollte sich in etwas projizieren, das einzig war, exquisit, überwältigend. Zunächst spielte sich das in seiner Vorstellung ab, danach erst wurde es Körper, bekam Leben und dauerhafte Wirklichkeit: Das war Gala.»

1929, bevor er Gala kennenlernt, malt Dalí sein Bild *Kaiserliches Monument für die Kindfrau, Gala (utopische Phantasie)*. Von vielen wird es als Gala-Utopie bezeichnet. Aber Gala ist nie Kindfrau für ihn. Ist wahrscheinlich mit keiner

Faser ihrer selbst Kindfrau. Diese Vorstellung war vielmehr von Éluard und den Surrealisten in ihrem Verhältnis zu Frauen evoziert worden. Die Betitelung des Dalíschen Bildes also muß über den Umweg der Éluard-Darstellung seiner Frau stattgefunden haben. Für Dalí, das steht fest, war Gala Leiterin, Anregerin, Promoterin, Managerin – nie Kindfrau. Er schreibt, sie sei DIE Frau in seinem Leben schlechthin, in allen Funktionen und Formen einer Frau – als Geliebte, Mutter, Schwester.

Schnitt: Dreizehn Jahre zuvor.

Paul Éluard, der an einer Lungenkrankheit leidet, will ein großer Dichter werden und besucht Helena Diakonova auf ihrem Zimmer in Clavadel, im Kanton Grisones, wo sie sich sechzehnjährig im Schweizer Sanatorium aufhält. Dort nimmt diese Liebe ihren Anfang. Die beiden liegen auf dem Bett und reden über Poesie. Er berührt einen braunen Stoffaffen, und sie ohrfeigt ihn: «Sie können hier alles anfassen, nur meinen Affen nicht.» Dieser Satz wird ihr oft zur Last gelegt – in seiner schlüpfrigen Umdeutung. Sie ist von einem erstaunlichen Ideal religiöser, sittlicher und körperlicher Reinheit erfüllt, was sich später in ihrem Leben noch deutlich zeigen wird. Éluard erzählt seiner Tochter wiederholt, er und Gala seien zum Zeitpunkt ihrer Heirat noch jungfräulich gewesen.

Gala – er nennt sie inzwischen so – geht also nach Paris, wo sie von seiner Mutter Jeanne Grindel empfangen wird. Gegen den Widerspruch seiner Verlobten gelingt es Paul Éluard, an die Front versetzt zu werden. Ihre Briefe aus dieser Zeit zeigen eine bis zur Verzweiflung besorgte Frau. Es sind die einzigen von ihr erhaltenen Briefe. «NEIN, NEIN UND NOCHMALS NEIN!» schreibt sie im November 1916. «Ich flehe Dich an, unternimm nichts!» Sie bedroht ihn, argumentiert, es schade ihrer Gesundheit, und wenn er sie nicht liebe, wie sie wolle, dann fühle sie sich absolut verloren. Und da sie, fuhr sie fort, nicht den Mut habe, mit sich auf einen Schlag ein Ende zu machen, werde sie sich Stück für Stück auflösen. Doch ihre Drohungen scheinen Paul nicht zu verunsichern, denn er setzt sein Vorhaben in die Tat um und geht an die Front. Aber sie schreibt weiter, bevor er das tatsächlich tue, sollte er sie lieber schlagen oder ihr ins Gesicht spucken, denn das sei weniger erniedrigend und weniger schrecklich als die Aussicht, daß er sich in die erste Feuerlinie begebe. Gala wird zur hysterischen Kreatur, verrückt, anämisch, anormal, alt vor der Zeit; sie verzweifelt daran, in einer Welt leben zu müssen, in der sie nicht leben will und die sie ablehnt. So stellt sie sich und ihr Leben gegenüber Paul dar. Seine Entscheidung bleibt unumstößlich. In seinen Briefen hält er ihr entgegen, er sei ein Feigling, wenn er nicht tue, was es ihn zu tun drängt.

Bei einem seiner Heimataufenthalte lassen sich die beiden trauen. Gala ist sehr gläubig, und es macht ihr nichts aus, zum Katholizismus überzutreten, denn sie ist davon überzeugt, daß alle Religionen letztendlich zu Gott führen. In einem dunkelgrünen Kleid wird sie schließlich am 21. Februar 1917 neben ihrem Mann in Uniform nach der Trauung fotografiert. Die beiden sehen älter aus als jemals wieder in ihrem Leben. In dem kleinen Dorf Bray-en-Lû, wo Pauls Großmutter lebt, wird am 11. Mai 1918 ihre Tochter Cécile geboren.

Die etwa dreißig Briefe aus jener Zeit sind die einzigen erhaltenen der umfangreichen Korrespondenz zwischen Gala und Éluard. 1946 vernichtet er alle anderen Briefe, die sie an ihn geschrieben hatte. Gala haßt, ja verachtet Erinnerungen. Vorwärts schreiten ohne zurückzublicken ist ihre Devise. Nur keine Sentimentalitäten.

Nach dem Ersten Weltkrieg nehmen sie gemeinsam eine Wohnung in Paris. Éluards Freund Jean Paulhan stellt die beiden den dadaistischen Dichtern und Begründern des Surrealismus André Breton, Louis Aragon und Philippe Soupault vor. Paul bekommt eine Stelle im Immobilienbüro seines Vaters, wo er gut verdient. Paul und Gala erwerben ständig Kunstobjekte – Bilder, Plastiken, Fetische, afrikanische Kunst –, die sie mit großem Gewinn weiterverkaufen. Es ist erstaunlich, welchen Stellenwert diese Verkäufe in den Briefen und damit im Leben der beiden einnehmen. Als ständige Verbindung zwischen ihnen existiert diese Beschäftigung lange nach ihrer Scheidung weiter. Galas Urteil in ästhetischen und künstlerischen Fragen ist für Éluard äußerst wichtig.

Im August 1929 besuchen Gala und Paul zusammen mit den anderen Freunden also Salvador Dalí an der Costa Brava, aufmerksam geworden durch den *Andalusischen Hund* und seine Ausstellung in Paris.

Zunächst können sie einander nicht ausstehen. Dalí schreibt über Gala: «Gala, die Frau Éluards, schien mir ein intelligentes Gesicht zu haben, aber sie war sehr schlechter Laune, und sie schien zu bereuen, überhaupt gekommen zu sein. Um fünf ging unser ganzes Surrealisten-Grüppchen die Éluards besuchen. Wir tranken im Schatten der Platanen. Ich trank einen Pernod und erlitt einen kleinen Lachanfall. Man erklärte Éluard meinen ‹Fall›, der sehr daran interessiert schien. Aber alle anderen, die an meine Ausfälle gewöhnt waren, schienen mit ihrem Gesichtausdruck sagen zu wollen: ‹Das ist noch gar nichts. Warte nur ein bißchen, dann siehst du's schon.›»

Von Galas zurückweisender Haltung angestachelt, nimmt Dalí sich vor, ihr am nächsten Tag in besonders ausgefallener Verkleidung gegenüberzutreten …

Dalí schreibt in *Das geheime Leben*: «Es gibt zwei kreative Quellen: den Tod und die erotische Leidenschaft. Die beiden sind ständig in meiner Arbeit präsent.»

Natürlich erzählt er rückblickend auch Geschichten und Legenden voller knisternder Erotik mit Gala: So stehen

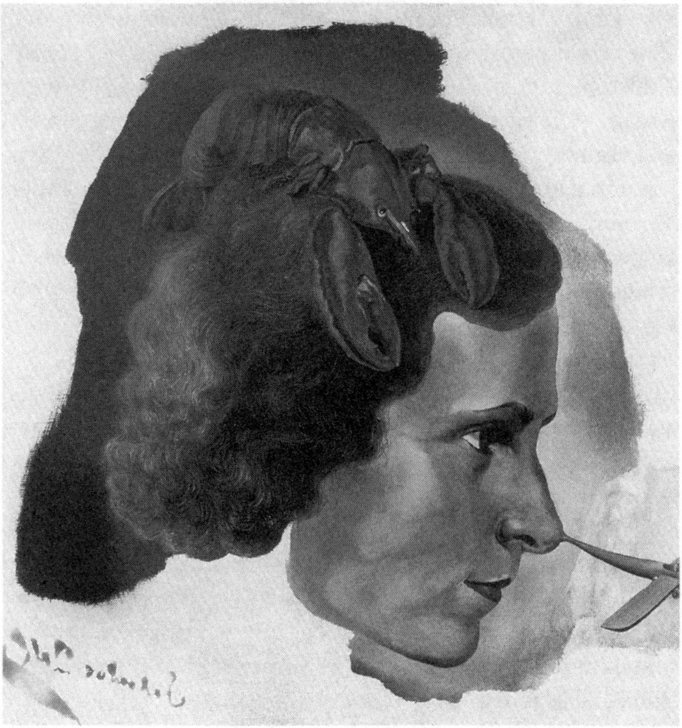

Gala ist die perfekte Muse. Für den Dichter Éluard ist sie Kindfrau und für Dalí die reife Führerin. Es sei die Begierde, die die reale Welt verändere und zu etwas Surrealem werden lasse, sagt Dalí.

beide auf einem ihrer Spaziergänge an einer Klippe, er ist bereit, sich jetzt und hier in die Tiefe zu stürzen. Dann werden die Rollen unversehens getauscht, und er hält sie am Haarschopf gepackt über den Abgrund und fragt sie hysterisch, was sie wolle, daß er mit ihr mache: «Sag es mir langsam, schau mir dabei in die Augen, sag es mir mit den gröbsten Worten, mit den erotisch-erotischsten, die uns beide tiefe Scham empfinden lassen.»

Die Antwort kam umgehend: «Ich will, daß du mich tötest!» Dalí bezeichnet den Beginn seiner Beziehung mit Gala als ständig von einer kranken Abnormität, von klar definierten psychopathologischen Symptomen bestimmt; ferner nennt er diese Zeit eine Regression in die infantile Phase.

Dalí hat die beste Wahl getroffen. Die Surrealisten sagten, wenn sie ein besonders gelungenes Bild, ein perfektes Kunstwerk sahen, ein wunderbares Gedicht hörten, daß der Künstler zum Zeitpunkt des Schaffens in Gala verliebt gewesen sein müsse.

In diesem Sinn schreibt Dalí: «Jeder gute Maler, der sich vorgenommen hat, große Kunstwerke zu schaffen, sollte sich zuerst mit meiner Frau verheiraten. Jeder Mann kann eine Frau haben, aber nur Gala heilt seinen Geist, sie ist diejenige, die immerzu wie eine Ehefrau lebt, sie ist es, die die Bilder stärker verehrt als der Maler, eine, die anpackt, wenn die Umstände es verlangen, eine, die deine Gefräßigkeit nährt, und auch eine, die nichts tut und die kreativen Kräfte Gestalt annehmen läßt, eine, die den Raum in Architektur verwandelt, eine, die alle Ängste zerstreut [...] die etwas tut, wenn sie nichts tut.» Gala befindet sich im Zentrum von Dalís erotischer Existenz und wird über verschlungene, nur dem Meister zugängliche Bahnen auch Mittelpunkt seiner inzestuösen Phantasien. Sie wird zu einer perversen Ganzkörpergleichung, alle Körperteile sind gegeneinander austauschbar, alle Körperteile sind erregend, jedes Teil repräsentiert das Ganze: Gala.

In einem Gedicht schreibt er:

ihre Augen ähneln ihrem Anus
ihr Anus ähnelt ihren Knien
ihre Knie ähneln ihren Ohren
ihre Ohren ähneln ihren Brüsten
ihre Brüste ähneln den großen Lippen ihres Geschlechts
die großen Lippen ihres Geschlechts ähneln ihrem Nabel
[...]
ihre Klitoris ähnelt ihrem Spiegel
ihr Spiegel ähnelt ihrem Gang
ihr Gang ähnelt ihren Zedern

Gala ist für Dalí seine Vision kindlicher Sexualität, eine Art polymorphperverser Tagtraum, wie er es nennt, völlig frei und unbelastet von jeglicher moralischen Sorge. Sie hat daran wahrscheinlich nicht einmal unbedingt mitgearbeitet, in ihr vereinigte sich nur alles, was Dalí immer erstrebte. Offenbar brauchte er sie als einen Anker für seine «perversen» Tagträume und Phantasien, und sie konnte diese Bedürfnisse ganz und gar erfüllen, weil sie ihm versprach, sich seinem Voyeurismus und seinen inzestuösen und «unanständigen» Lüsten zu unterwerfen, schreibt der Biograph Finkelstein. Insofern stellt Gala für Dalí eine Vision absoluter Freiheit dar, und aus diesem Grund existiert für ihn neben ihr nichts, sondern sie ist sein Fixpunkt und Spiegel seiner Sexualität. Es gibt sie jenseits jeglicher Moralität oder irgendwelcher bürgerlichen Wertvorstellungen, sie existiert außerhalb von Zeit und Raum. Dimensionen, die für Dalí stets Erinnerung bedeuten, sprich Sentimentalitäten, die aber beide aufs schärfste ablehnen. Sie lebt auch außerhalb jeglichen Gefühls, und das ist gut, denn Gefühle bedeuten für ihn die Abwesenheit der Liebe. Da sie in jeder Hinsicht sein Ideal ist, muß sie nicht körperlich anwesend sein, um seine erotischen Lüste zu wecken. Sie ist alles, somit auch Stimulation der

Masturbation, die für Dalí immer eine sehr große Rolle spielt.

Dalí baut sich eine eigene Welt, nicht nur in seinem Haus und in seiner Kunst, auch und vor allem in seinem Leben mit ihr. Gala wird zum Mythos, gewebt aus den verschiedenen Bildern, Motiven und Ereignissen, die das Leben des Malers durchziehen. Durch sie kommt Dalí mit sich ins reine, sie kanalisiert seine Obsessionen und Perversionen und macht sie künstlerisch nutzbar. Ohne sie wäre er vielleicht zu dem psychopathologischen Fall geworden, den sie ihm voraussagte, als sie sich kennenlernten und sie sich zum ersten Mal ernsthaft mit seiner Malerei auseinandersetzte.

Dalí teilt ständig seine subjektiven Erfahrungen mit und macht sie zu kollektiven und universellen Wahrheiten. Daher auch die Häufung der sich widersprechenden Informationen und Daten. Der Realitätsanker Gala, der Turm, hilft ihm und wird zur Verbindung zwischen seinem irrationalen Leben und dessen Bewältigung. Daher der schließlich selbstgewählte Name: Dalí/Gala. Der Hermaphrodit ist geboren, die Verschmelzung der beiden Geschlechter findet statt. Dalí ist mit dem Auftauchen von Gala in seinem Leben im wahrsten Sinne «eins» geworden.

Die Person, die vor Gala auf intellektueller und auch emotionaler Ebene eine der wichtigsten Rollen in Dalís Leben gespielt hat, war Federico García Lorca. Er sei für ihn der einzige interessante Mann, den er kenne, wie er ihm 1925 nach seiner erfolgreichen Ausstellung bei Dalmau schreibt. Er verehrt ihn «mit der Zärtlichkeit seines Söhnchens», sieht in ihm «das einzige Genie unserer Zeit» und verabschiedet sich mit den Worten: «Dalí Salvador, einigermaßen talentierter Maler und (Intim-)Freund eines großen und SEHR HÜBSCHEN DICHTERS, Adiós!»

Und Lorca schreibt in seiner Ode an Salvador Dalí:

O Salvador Dalí, olivenfarbenstimmig!
Ich sage, was mir deine Bilder sagen und dein Persönliches.
Nicht rühm' ich deinen unvollkommenen, jugendlichen
Pinsel, doch singe ich die sichre Richtung deiner Pfeile.

Aber die Beziehung zwischen Dalí und Lorca ist nicht nur harmonisch. Es gibt eine stürmische Unterströmung zwischen den beiden, als sie ihren «idyllischen Sommer» in Cadaqués fern der Residencia de Estudiantes verbringen. Dies hat ebensoviel mit Dalís ambivalenten Gefühlen in bezug auf seine Sexualität wie mit Lorcas sexueller Neigung zu tun. 1966, sehr spät in seinem Leben, schreibt Dalí, ihre Beziehung sei eine erotische und tragische Liebe gewesen, tragisch, weil sie nicht geteilt werden konnte.

Dalís Briefe an Lorca suggerieren allerdings, daß die Beziehung zwischen beiden um 1927 sehr viel tiefer ist, als Dalí später wahrhaben will. 1976 wiederum erklärt er ganz offen in einem Interview mit Lluis Permanyer im *Playboy* seinen Unwillen gegen den «normalen» Geschlechtsverkehr, seine Abneigung gegen weibliche Geschlechtsteile – primär und sekundär – und singt das Loblied auf die anale Körperöffnung. Einzig jedoch weibliche Hinterteile, und besonders das vollkommene von Gala, reizten sein Interesse.

Die Vagina, sagt er, könne man mit einem Blumenkohl vergleichen, sie sei eine Falle der Natur, um die Spezies am Leben zu erhalten. Denn das wirkliche Organ der Liebe sei der Anus. In der Vagina mache sich einer feucht, ohne recht zu wissen, wo er stecke, im Anus dagegen gebe es keine Verwechslung. «Das Wichtigste auf der Welt», schließt er, «ist das Loch des Anus.»

Zeit seines Lebens hat Dalí aus dieser Vorliebe keinen Hehl gemacht. So sehr hat er sich immerzu in allem offenbart, daß die Frage sich aufdrängt, was in all den Offenlegungen verborgen liegt.

Dalí war in erster Linie wohl ein verschämter, von sexuellen Ängsten verstörter Voyeur. Seine homosexuellen Tendenzen sind zeit seines Lebens offensichtlich, und in späteren Jahren macht er keinen Hehl mehr daraus. Stets äußert er sich großsprecherisch über besonders *seine* Sexualität, seine heterosexuelle Lust, denn tief verwurzelt empfindet er wohl eher eine sehr spanische, machistische Homophobie, eine Angst davor, er könne wirklich einer homosexuellen Liebe zugeneigt sein. Wenn er also über Sexualität spricht, so immer auf derbe Weise: «Wie die Liebe findet die Malerei ihren Eingang durch die Augen und fließt mit den Haaren des Pinsels. Mein erotisches Delirium läßt meine sodomistischen Tendenzen sich bis zum Anfall steigern. Ich umgebe mich mit den göttlichsten Ärschen, die man sich nur vorstellen kann. Ich verleite die schönsten Frauen dazu, sich auszuziehen. Ich habe immer gesagt, daß man über den Arsch die größten Geheimnisse entschlüsseln kann.»

1929 arbeitet Dalí zusammen mit Buñuel an einem Film. In fünf oder sechs Tagen, je nach Darstellung, schreiben sie das Drehbuch. Luis Buñuel ist der Dritte im Bunde aus der Studienzeit, und zu Federico García Lorca hat er eher ein gestörtes Verhältnis – wie später ebenfalls zu Gala. Bei aller zur Schau gestellten Männlichkeit zeigt er immer eine besondere Vorliebe für Dalí. Dagegen hält Buñuel von Lorcas surrealistischen Arbeiten überhaupt nichts. Sie seien beklagenswert, schreibt er an José Bello, eher Produkte des Intellekts als des Instinkts. Es scheint sogar, als habe er stark daran gearbeitet, die Beziehung zwischen Dalí und Lorca zu untergraben.

Die beiden suchen einen Titel für ihren Film, der erste: *Es ist gefährlich, sich nach drinnen zu lehnen*, ist die Umkehrung dessen, was in französischen Zügen als Warnung an den Fenstern zu lesen steht: *Il est dangereux de se pencher au dehors*. Schließlich nennen sie den Film *Un chien andalou – Ein andalusischer Hund*. Im Februar desselben Jahres berichtet die *Gaceta Literaria* über das gemeinsame Filmprojekt: Es handele sich um eine Reihe unterbewußter Zustände, die nur kinematographisch auszudrücken seien. Das Projekt werde, prophezeit man, internationale Beachtung finden. Eine Vorhersage, die eintritt.

Doch zur Titelfindung: Dalí, Buñuel und zum Beispiel José Bello nannten ihre zahlreichen andalusischen Kommilitonen in der Residencia de Estudiantes scherzhaft *Perros andaluces* (andalusische Hunde). Anführer dieses Rudels war eben Lorca, und es ist gut möglich, daß die Hauptfigur des Films, die einfach «die Gestalt» genannt wurde, den Dichter meint. Lorca selbst war jedenfalls davon überzeugt, denn er sagte 1930 in New York zu Angel del Rio: «Buñuel hat so einen Scheißfilm gedreht, ganz mickrig, der sich ‹Ein andalusischer Hund› nennt, und der andalusische Hund bin ich.»

Buñuel bestreitet stets, daß der Film etwas mit Lorca zu tun habe. Lorcas Biograph Ian Gibson jedoch behauptet, es sei sehr wohl möglich, daß die heterosexuelle Impotenz der Gestalt (gespielt von Pierre Batcheff) für einen eingefleischten Homophoben wie Buñuel eine Anspielung auf Lorcas Homosexualität gewesen sei. In einem Interview tönt Buñuel 1982: «Lorca war impotent!» Was in Buñuels Weltbild wohl die am wenigsten ehrenrührige Bezeichnung für Lorcas Homosexualität gewesen sein dürfte.

Lorca jedoch ist davon überzeugt, daß die Freunde ihn hintergangen haben, und fühlt sich verraten. Er ist sich sicher, mit dem Film und dessen beziehungsreichem Titel verhöhnt worden zu sein, wie Philip Cummings bestätigt. Animositäten gegenüber Dalí wegen der möglichen Verunglimpfung seiner Person in dem Film jedoch sind bald vergessen. Lorca ist nicht nachtragend. Und wenn, so trifft die Schuld Buñuel.

Ob Buñuel von der Beziehung zwischen Dalí und Lorca wußte, ist nicht bekannt. Sicher jedoch erfährt er es später, als die beiden schon lange verfeindet sind, denn Dalí schreibt über jede Befindlichkeit, spricht jede noch so intime Einzelheit aus. So 1966: «Lorca war, wie allseits bekannt, Päderast, und er war wie verrückt in mich verliebt. Zweimal versuchte er, mich von hinten zu nehmen; das war für mich sehr peinlich, denn immerhin war ich kein Päderast, und ich hatte nicht die Absicht, ihm nachzugeben. Außerdem tat es mir weh.»

Wenn er nicht die Absicht hatte, ihm nachzugeben, wie konnte er dann so weit gehen? Antonio Olano gegenüber äußert er sich zu einem anderen Zeitpunkt in einer anderen Variante darüber: «Wir haben versucht, es von hinten zu machen, aber es tat mir weh, und da mußten wir aufhören.»

Bei allen Zusammenkünften und Besuchen in Cadaqués ist Ana Maria dabei. Nach dem Tod der Mutter übernimmt sie ein Stück weit die Rolle oder Funktion der Mutter. Sie wird zu Schwester und Mutter und neben der Tante-Stiefmutter die einzige Frau in Dalís Leben. Sie hat sich mit García Lorca angefreundet, die beiden schreiben sich Briefe. Sie steht weitgehend im Mittelpunkt des Lebens ihres Bruders und fühlt sich jetzt, nach der Ankunft jener «Monstren» aus Paris, an den Rand und ins Abseits gedrängt. Die Schwester fürchtet um den Bruder, wähnt ihn verloren, was aus ihrer Perspektive auch wahr ist, denn mit Galas Auftauchen entzieht sich Salvador weitgehend ihrer Nähe.

Mit derselben Raserei, die schon immer seine Ideen und Impulse geleitet habe, sagt sie, werfe er sich an diese Leute, als seien sie die Lösung all seiner Probleme. Allerdings habe ihn das nicht bereichert, vielmehr habe er seinen Seelenfrieden verloren, und seine Arbeit, die bis dahin seine innere Harmonie widergespiegelt habe, sei an die schrecklichen Halluzinationen verloren, die sich jetzt auf seinen Leinwänden fänden.

Ana Maria scheint die Arbeit ihres Bruders bis zum Eintreffen der ausländischen «Unnaturen» eher mit einem naiv freundlichen Auge betrachtet zu haben. Zugegeben müssen

Bilder wie *Das finstere Spiel*, *Der große Masturbator* und andere auf eine einfache Provinzseele in jener Zeit, und nicht nur damals, sondern vielleicht noch heute, verstörend gewirkt haben und wirken. So auch bereits sein frühes Bild *Voyeur* von 1921, das einen Mann zeigt, der bei anregenden Getränken im Dunkeln vor einem Panorama von erleuchteten Fenstern sitzt, in denen er Frauen und Paare bei Intimitäten beobachtet. Es dürfte sich kaum dazu geeignet haben, die Fischer von Cadaqués zu erfreuen.

Doch für die normalen Dorfbewohner ist er ohnehin eine Merkwürdigkeit. Ein komischer Kerl. Man kann ihn nicht ignorieren, denn er ist der Sohn eines *patrón*, des Advokats, und so verhält man sich freundlich. Aber auch den Provinzanwalt Dalí beunruhigt all das eher in bezug auf die künstlerischen Aspirationen seines Sohnes. Die Bilder im klassischen Stil, ja. Aber dies hier nicht unbedingt.

Ana Maria bleibt allerdings bei ihrem Urteil. Wirkliche Alpträume, Figuren wie gefoltert, habe er erst nach der negativen Beeinflussung aus Frankreich in dem Versuch auf die Leinwand gebracht, das Unerklärliche zu erklären. Zwar sei er immer sehr intelligent gewesen, doch da habe sein Verstand versagt, denn er habe diese neuen Freunde geistreich und klug gefunden. Wäre er nur etwas weniger leidenschaftlich gewesen, er hätte erkennen können, wie pervers und zerstörerisch deren Intelligenz gewesen sei.

Immerhin sei es ihnen, laut Ana Maria, nicht gelungen, ihr geliebtes Cadaqués zu zerstören, denn obwohl sie den Bruder mit sich nach Paris ins verhaßte Ausland genommen hätten, seien sie doch außerstande gewesen, diesen Ort aus der Ruhe zu bringen, wo die Sonne und der Mond ihren eigenen Rhythmus herstellten und die Dunkelheit übergangslos ins Licht fließe.

Auch da irrt sie sich! Der Besuch der Monstren im Spätsommer 1929 sollte Cadaqués so gewaltig verändern, daß von dem einmal bekannten, verträumten alten Dörfchen nichts übrigbleibt. Offensichtlich fühlt Dalís Schwester sich ausgeschlossen. Die ausschweifenden Gespräche, der Tratsch und Klatsch über die anderen in Paris, ihre Auftritte, Affären und Skandale, gehen an ihr vorbei und durch sie hindurch. All das fällt ihr auf die Nerven und bestätigt nur die Widernatürlichkeit dieser Menschen. Sie weiß nicht, von wem die Rede ist, und wird sicherlich auch nicht einbezogen, was bei den Besuchen der spanischen Freunde anders war. Gala dürfte sie dezidiert unbeachtet gelassen haben, denn sie ist an Familienbanden, vor allem hier und unter den gegebenen Bedingungen, nicht im geringsten interessiert.

Dalí und Paul Éluard hingegen verstehen sich auf Anhieb, begehrt der eine auch des anderen Frau. Anfang September 1929 reist Paul ab, denn er hat in der rue Becquerel in Montmartre eine teure Wohnung gekauft, die eingerichtet werden muß, als Nest für ihn und Gala. Es handelt sich um den Versuch, Gala dazu zu bewegen, mehr Zeit mit ihm dort und also zusammen zu verbringen.

Alle sind fort, nur Gala, Cécile, Goëmans und Yvonne bleiben. Die Geschichte von Dalí und Gala nimmt ihren Lauf.

Einzig wird sie noch durch die Anwesenheit Buñuels gefährdet, der nach wie vor mit Dalí am Drehbuch für den nächsten Film arbeiten will. Er wohnt bei Dalí, etwa einen Kilometer von Cadaqués entfernt. Eines Abends gehen sie spazieren oder vom Haus zum Hotel Miramar im Dorf, als Buñuel die Beherrschung verliert und ebenso nachdrücklich wie ausführlich erklärt, wie ekelerregend es auf ihn wirke, wenn eine Frau auseinanderstehende Oberschenkel habe, wenn sie sich nicht berührten. Und er malt aus bis ins kleinste Detail, wie es ihn würge, wenn unter dem Ort des Verlangens, den er als echter spanischer *macho* nicht oft genug hervorheben kann, nichts als Luft sei.

Am nächsten Tag am Strand legt Gala ihren Rock ab, um ins Wasser zu gehen. Man kann ihre Beine sehen, die genauso sind, wie Buñuel sie so detailliert beschrieben hat. Der Affront ist da, die Atmosphäre vergiftet, und der Kurs steht auf Krieg.

Bei einem Picknick mit Buñuel, Tochter Cécile und Dalí, als auch die letzten noch Gebliebenen aus der Pariser Besuchergruppe abgereist sind, kämpft Buñuel wieder einmal darum, Dalís einflußreichster und bester Freund zu sein. Sie streiten über dies und das. Irgendwann schreit Gala Buñuel wegen einer Bermerkung an: «Wie können Sie nur einen solchen Unsinn reden? Schon gar in Anwesenheit solch großartiger Felsen!»

Ein Wort gibt das andere, man hat viel getrunken, da sei es plötzlich über ihn gekommen, denn Gala sei noch ausfallender gegen ihn geworden, schreibt er in seinen Erinnerungen. Schließlich sei er aufgesprungen, habe sie zu Boden geworfen, sich auf sie gestürzt und begonnen, sie zu würgen.

Die kleine Cécile läuft schreckensbleich davon, Dalí wirft sich auf die Knie und fleht ihn an, Gala zu verschonen. Buñuel sei in furchtbarem Furor gewesen, wie er schreibt, habe sie jedoch nicht umbringen, sondern nur ihre Zungenspitze zwischen ihren Zähnen hervorkommen sehen wollen. Dann läßt er von ihr ab. Kann man Buñuel glauben?

Zwei Tage danach reist er ohne Erklärung ab. Sogar ohne die beabsichtigte Zusammenarbeit am Drehbuch weiter zu besprechen. Dalí hat sich während des Kampfs im Hintergrund gehalten und nicht eingegriffen. Das entspricht seiner Persönlichkeit, denn auch später, bei anderen Konflikten, wird er sich fernhalten. Andererseits schreibt er später: «Wenn sie eine Bombe auf die Chinesen werfen, so ist mir das absolut egal. Aber wenn Gala etwas zustößt, ist das etwas anderes.»

Als Buñuel später mit Éluard im selben Hotel in Paris oberhalb des Cimetière Montmartre wohnt, erfährt er, daß der Dichter nie ohne einen kleinen Revolver mit Perlmuttgriff auf die Straße geht, weil Gala ihm berichtet habe, er,

Buñuel, hätte sie umbringen wollen. Aber darüber kann ein richtiger Kerl nur lachen. Dennoch holt ihn alles ein, und sehr spät in seinem Leben hat er einen üppigen Traum von Gala: Er steht im Hintergrund einer Theaterloge, sie sitzt vorn an der Brüstung, er spricht sie sanft an, sie wendet sich um, steht auf, kommt zu ihm und küßt ihn hingebungsvoll auf die Lippen. Ganz deutlich sei dieser Sinneseindruck im Traum gewesen, versichert er, genau habe er sich nach dem Aufwachen an ihr Parfum und an ihre auffallend zarte Haut erinnern können.

Das war fünfzig Jahre später. Postume Erotik mit einer intimen Feindin.

Buñuels Feindin wird für den Freund Dalí zum ein und alles. Er stattet sie mit allen positiven Attributen aus, die er sich vorstellen kann, er gibt ihr Kosenamen jeder Art und erklärt sie zu einem Teil seiner selbst. Er verehrt sie und setzt ihr ein Denkmal nach dem anderen: «Ein einziges Wesen hat eine Daseinsstufe erreicht, und sein Bildnis ist mit der heiteren Vollkommenheit der Renaissance vergleichbar: Gala, meine Frau, die ich das wunderbare Glück hatte zu erwählen. In all den großen Gemälden, die ich erzeuge, finden wir nur eine einzige Person, die sichtbare Frau: Gala.»

Dalís Ergebenheit bricht immer wieder durch. Er war verliebt in die Liebe, sagt Romero. Er war verliebt in die ständige Zelebrierung der Liebe. 1974, bei der Einweihung seines Museums in Figueres, der Erfüllung seines Lebenstraumes, erklärt er: «Salvador Dalí wollte mit dreieinhalb Köchin sein, nicht Koch. Mit sechs war er versessen darauf, Napoleon zu sein, und seitdem hat seine Ambition keinen anderen Weg als den weiter nach oben genommen. Als er Gala traf – von der ich sagen kann, daß sie die Ge-ne-ra-lis-si-ma meines Lebens gewesen ist –, erstrebte er nur noch Salvador Dalí zu sein.» Die schon früh angenommene Angewohnheit, von sich in der dritten Person zu sprechen, hat er nicht mehr aufgegeben; sie begleitet ihn bis zu seinem Tod.

Als Gala Dalí kennenlernt, hat sie die Rolle der *femme fatale*, der männerverschlingenden Furie, bereits ganz und gar angenommen. Gala ist bekannt für ihre ständig wechselnden Liebhaber. Sie lebt das, was die Surrealisten, allen voran André Breton und Paul Éluard, stets lauthals fordern: die freie Liebe. Gala lebt sie in vollen Zügen. In gewisser Weise kann man sagen, daß der Zauberlehrling Éluard Geister geweckt hat, die er bald nicht mehr kontrollieren kann. Einerseits lamentiert er darüber, dann wieder übergeht er es, denn da er selbst nicht monogam lebt, kann er Gala nichts verbieten. Und vor allem auch, weil die surrealistische Philosophie Besitzansprüche dieser kleinbürgerlichen Art verbietet.

Fest steht, daß Galas Affäre mit Max Ernst, der seit 1922 bei ihnen wohnt, das Ehepaar Éluard beträchtlich durcheinanderbringt. Die Biographen schlagen sich wie selbstverständlich auf die Seite des Ehemanns. So berichtet Chantal Vieuille von einem Zwischenfall vor Éluards überstürzter Abreise aus Paris: Robert Desnos habe mit seiner Freundin Thérèse auf einen Besuch bei den Éluards vorbeigeschaut. Die Tür wird von Ernst und Gala geöffnet. Paul ist nicht dabei. Desnos will ihn sehen. Ernst geht in die erste Etage, man hört schwere Schritte auf der Stiege. Dann kommt Max Ernst mit dem kranken Éluard herunter. Er habe ihn getragen wie ein schlafendes Kind und ihn auf einen Diwan gesetzt. Gala wickele ihn ein, heißt es da, schiebe Kissen in seinen Rücken, umsorge ihn scheinbar. Das fürsorgliche Paar! Die schamlosen Geliebten versorgen den kranken Ehemann. Vieuille nennt Gala hier teuflisch, sie mime vor den Freunden die süße und liebevolle Ehefrau, spiele den Mann gegen den Geliebten aus – kurz: Gala kaschiere einen Wahnsinn, der sie dazu verdamme, immer an der Grenze zwischen Sichtbarem und Unsichtbarem, Bewußtem und Unbewußtem zu leben. Was immer das heißen mag. Die Affäre mit dem Freund Max Ernst wird zuviel für den Dichter. Paul stürzt, als er den *ménage à trois* nicht mehr ertragen kann, auf und davon. Er verläßt die gemeinsame Wohnung, fährt zunächst nach Nizza, dann nach Lyon. Gala, Max Ernst und Tochter Cécile bleiben im Haus in Eaubonne. 1924 bricht Paul von Marseille aus überraschend zu einer Weltreise auf. Sie gerät zur Flucht. Seinem Vater schreibt er, er werde jeden umbringen, der ihm hinterherreisen wolle. Breton meint, er werde nie wieder zurückkommen. Doch Gala hat kein Geld; mit vierhundert Francs hat Paul sie zurückgelassen, während er selbst 17000 Francs mitnimmt. Die Schwiegereltern vermeiden nach Kräften, sie zu unterstützen. Sie habe arbeiten gehen wollen, berichtet Simone Breton in einem Brief.

Gala als Opfer? Auch diese Rolle wird ihr nicht gerecht. Éluards Weltumrundung dauert sieben Monate, er reist über die Antillen und Panama bis in den Südpazifik und nach Südostasien. Rückblickend nennt er das Unternehmen «eine idiotische Reise». In der Zwischenzeit ziehen sich die Surrealistenfreunde von Gala zurück, sie bleibt mit Max Ernst allein. Schließlich droht der Dichter aus der Ferne, er werde sich umbringen, wenn sie nicht wieder zu ihm komme, was bedeutet, sie solle ihm nachreisen. Brieflich bittet Paul sie, einen Teil ihrer gemeinsamen Bilder und Objekte zu verkaufen, damit sie sich sehen können. Auch die Eltern Grindel lassen sich erweichen und steuern etwas zur Fahrt der Schwiegertochter nach Saigon bei. Über das Unternehmen gibt es unterschiedliche Aussagen: Gala läßt uns wissen, sie sei allein gereist. Max Ernst besteht darauf, er sei ein paar Tage nach ihr in Saigon angekommen. Dort jedenfalls verzeiht man sich, ist sich nicht mehr böse. Max überredet Paul, zurückzukehren und sein Vorhaben, auf immer und ewig zu verschwinden, aufzugeben. Die Geliebten trennen sich, Ernst reist weiter durch Südostasien. Die Eheleute Éluard bleiben allein, kehren schließlich nach Europa zurück und leben wieder zu zweit zusammen. Doch in den folgenden Jahren bis 1929 bringt Gala immer weinger Zeit in Eaubonne mit Mann und Kind zu, immer häufiger hält sie sich aus geschäftlichen Gründen in Berlin auf, fährt nach Lugano und Arosa, an die Côte d'Azur. Aus gesundheitlichen Gründen, sagt Éluard, aber sicher ist das nicht. Vieuille hegt den Verdacht, daß sich bei diesen Reisen und Aufenthalten nur zu leicht Flirts und Affären ergeben mochten und es sich mit dem von Paul aus Frankreich geschickten Geld nur zu gut lebe. Gala schicke lakonische Telegramme, in denen nichts weiter als «Küsse!» zu lesen sei. Das Bild der *femme fatale* rundet sich ab. Aber wenn ihr geschäftliches Talent wirklich so außergewöhnlich war, wie behauptet wird und wie es sich später in ihrem Leben mit Dalí zeigt, so lebt sie nicht vom Geld ihres Ehemannes, sondern verdient es selbst. Doch die Biographen kennen keine Gnade, Gala kann nicht gewinnen. Macht sie gute Geschäfte, ist sie verschlagen, tut sie nichts, blutet sie ihren Mann aus. Treffen die Eheleute sich in der Schweiz und spielen glückliche Familie, zerstöre sie die Idylle schnell wieder, langweile sich, reise vor der Zeit ab und lasse Vater und Tochter allein zurück. Die «Kindfrau», so Vieuille, die «frivole und leicht zu habende» vertreibt sich die Zeit. Dabei erstaunt, wie die Biographen diese beiden sich ausschließenden Bilder der *femme fatale* und der Kindfrau unkommentiert nebeneinanderstellen. Gala scheint eine hervorragende Projektionsfläche für die verschiedenen Weiblichkeitsimaginationen ihrer Männer darzustellen – und für Männer überhaupt. Die Stilisierungen Galas sind jedoch auch Selbstinszenierungen. Und deshalb ist sie einmal die Kindfrau und dann wieder der männerverschlingende Vamp. Gala inkarniert wohl immer genau das, was von ihr erwartet wird – damit hat sie Erfolg. Dementsprechend behält sie auch den Namen, den Éluard ihr gab: Gala. Andere Namen aus dieser Zeit sind Lulu, Mimi, Nana, Effi, Kiki – eine babysprachliche Lautmalerei als Versuch, die Frau zur Kindfrau zu verkleinern und zu verniedlichen. Und die jeweilige Frau nimmt diesen Namen an, verwendet ihn weiter, identifiziert sich damit, revoltiert dagegen oder verhält sich völlig anders, als der Name suggeriert.

Unda Hörner schreibt, Gala sei immer mehr zu dem von den Surrealisten entworfenen Frauenbild, dem weiblichen Dämon geworden, den diese Männer künstlerisch zu bannen und damit zu bändigen suchten. In ihrer Ehe mit Éluard wird sie mehr und mehr in die Rolle des männerfressenden Vamps gedrängt. Ihre Bändigung aber gelingt weder durch die Kunst noch im Leben.

Galas Verhältnis mit Ernst sei «lästig, unerträglich, unerhört», befindet Tristan Tzara. Soupault meint, man hätte es nicht an die große Glocke hängen dürfen. Breton, der verkniffene, prüde Revolutionär, ist empört und spricht von «flacher Zügellosigkeit». Max Ernsts Sohn Jimmy zitiert in seinen Erinnerungen seine Mutter, für die Gala ein «schleichendes, glitzerndes Geschöpf» war, ein «fast lautlos gieriges Weibchen». Und er selbst schreibt, ihr habe etwas «Raubtierhaftes» angehaftet, sie sei eine «unkeusche Jagdgöttin Diana nach dem Töten. Gesicht und Körper abweisend, gleichgültig, dennoch in beständiger Erwartung namenloser Sinnenfreuden.»

1927, einige Jahre nach der Affäre, kommt es im elektrischen Museum zur Prügelei zwischen Paul und Max. Ihre Freundschaft geht damit zu Ende. Lebt sie auch in gemeinsamen Arbeiten nochmals auf, so erreicht sie doch nie mehr die Intensität, die sie einmal hatte. Breton nennt die Szene in seinem Haus höchst peinlich und konfus. Die Ursache dieser Handgreiflichkeiten schreibt man wiederum Gala zu, obwohl sie weit entfernt und längst von Paul getrennt lebt und obwohl der eigentliche Grund eine Eifersuchtsszene von Ernsts zweiter Frau Marie-Berthe Aurenche ist, die seine Affäre mit Gala nie verwinden kann. Éluard schreibt an Gala: «So hat mich mein bester Freund geschlagen, entstellt – mein Freund, das ist sicher nicht zuviel gesagt, wie Du weißt. Deshalb hat mich Monsieur, das Schwein, geboxt [...] Max werde ich niemals wiedersehen. NIEMALS. Du selbst kannst es halten, wie Du willst.»

Das Verhältnis zwischen Gala und Éluard ist nach alldem einigermaßen angegriffen. Gala steht auf eigenen Füßen und bewegt sich sehr gut darauf – immer weiter weg von ihrem Mann.

Auch Paul bleibt nicht untätig. Er hat 1929 in Berlin eine neue Frau gefunden, und Gala gibt ihre Einwilligung. Immer weiter driften die beiden auseinander. Und noch vor der gemeinsamen Reise zu Dalí nach Cadaqués gibt es für Gala eine Affäre mit dem Dichter André Gaillard in Marseille. Paul ist zuerst zu ihm gefahren, um ihn zu besuchen; Gala folgt und lernt Gaillard kennen, und sie bleibt bei ihm, während Éluard wieder abreist. Paul schreibt: «Habe Telegramm von Gaillard bekommen [...] Begreife dies und gib ihm zu verstehen, ich wünsche mir, daß wir es wie vereinbart gelegentlich zu zweit mit Dir machen.» Zur Kindfrau im eigentlichen Sinne macht diese Frau, die inzwischen fünfunddreißig und sichtlich unabhängig ist, nur die Manipulation und der Briefstil Éluards, der sie stets als «Mein kleines Kind», «Meine schöne Kleine» oder «Mein heißgeliebtes Kind» bezeichnet und zugleich fordert, sie solle endlich den Beischlaf zu dritt «begreifen».

Doch nun also August 1929. Sommer. Costa Brava. Die Éluards sind in Cadaqués bei Dalí. Gala kennt ihn noch nicht, sie hat nur das Lob über seine Bilder gehört und weiß von dem Film mit Luis Buñuel. Sie ist gelangweilt, die Tage mit Mann und Kind ziehen sich für sie endlos in die Länge.

Dalí schreibt in *Das geheime Leben,* ihr Gesicht sei ihm sehr interessant vorgekommen, aber sie schien sehr schlecht gelaunt zu sein und habe den Eindruck erweckt, daß sie nicht gerne an diesem Ort gewesen sei. Es mag an der Gesellschaft gelegen haben, denn sie bewegt sich lieber mit anderen woanders und nicht mit Paul in trauter Familieneinigkeit. Dalí verliebt sich auf Anhieb in Gala Éluard. Dalí, der immerzu erklärt hat, sein Genie könne sich nicht mit dem Körper einer Frau bloßstellen, verliert mit Gala von einem Augenblick auf den anderen die Orientierung.

Er denkt darüber nach, wie er sie verzaubern kann, während sie kein Blatt vor den Mund nimmt und ihn mit seinem pomadisierten Haar als argentinischen Gigolo bezeichnet. In seinem Atelier sieht Gala das angefangene Gemälde *Das finstere Spiel* und beginnt Streitgespräche über die Exkremente in diesem Bild. Dennoch begibt sie sich mit ihm gegen den Unwillen der anderen und die Ängste Pauls, ihr könne etwas zustoßen, auf Wanderungen durch die scharfkantigen Felsen am Cap Creus. Dalí scheint zu wissen, warum sie mit ihm zu diesen Spaziergängen aufbricht. Sie habe in ihm sofort ein halb verrücktes Genie entdeckt, das dennoch einer großen moralischen Charakterhaltung fähig wäre, schreibt er. Sie sei ihm vorgekommen, als habe sie etwas gesucht, sie habe ein Mythos werden wollen, und ihr sei klargeworden, daß er als einziger Mensch dazu in der Lage war, sie zu einem Mythos zu machen.

Das Leben an der Costa Brava ist angenehm, nicht zu heiß und ruhig. Die ersten der Gruppe reisen ab. Dalí und Gala sehen sich täglich. Er holt sie am Hotel Miramar ab, sie verbringen ihre Zeit am Strand und machen Wanderungen in den Klippen. Dalí hat Visionen, schreckliche Gewaltphantasien, er will sie umbringen, sie auf den Felsen zerschmettern. «Oh», schreibt er, «Gala, brich dir den Rücken an diesen Steinen! Ich will dir weh tun und dich dann betrachten, schön wie du bist in deinem schrecklichen Schmerz!» Die zehn Jahre ältere Frau küßt den Maler. Was sie von ihm wolle, fragt verzweifelt der Mann. «Daß du mich zerstörst!» antwortet die Frau. In Dalís Phantasie, die sich unmittelbar in vielfältigen Bildern ausdrückt, findet diese Tat an verschiedenen Orten statt. Einmal sehr dramatisch mit einem Stoß vom Glockenturm der Kathedrale von Toledo. Oder an den Klippen von Cap Creus, in Cadaqués selbst oder in Port Lligat – schließlich kuriert die herbeiphantasierte Tat den Mann von seinen fixen Ideen. Dalí verkündet, er sei von seiner Hysterie geheilt, die Besessenheit des Verbrechens habe ihn verlassen. Gala exorziert ihn, und er kniet zu ihren Füßen: «Gala hat mich von meinem Wahnsinn geheilt. Danke! Ich will dich lieben. Ich will dich heiraten!» Gala nimmt an.

Zwischen Gala und Dalí ist oft die Rede vom Tod. Sie fordert von ihm, er solle sie umbringen, er muß sogar geloben, sie nach ihrem Tod zu verspeisen. Dalí behauptet, Gala habe immer wieder versichert, daß der Tag ihres Todes der herrlichste Tag ihres Lebens werde. Wie sie tatsächlich zu diesen Vorstellungen und vielleicht Todessehnsüchten gestanden hat, ist nicht bekannt. Wie immer schweigt sie. «Das Geheimnis all meiner Geheimnisse», sagt sie, «ist, daß ich sie nicht verrate.»

Tatsächlich beginnt in jenem Sommer 1929 eine beiderseitige Liebe, die ein Leben lang andauert und sich in ihrer Form und Dynamik häufig ändert.

Nach Galas Tod sagt Dalí: «Ich will nicht einmal über den Tod Galas nachdenken. Mein Geist brauchte Hilfe von allen Quellen, um sie zu überleben. Ich bin in der Lage, die größten, abgrundtiefsten Unglücke zu überleben, aber sie ist unersetzlich. Tatsächlich habe ich so oft von ihrem Tod geträumt, daß ich auf diese Tragödie vorbereitet bin.»

Das romantische Motiv von Liebe und Tod, besonders von unerfüllter Liebe und Tod gibt dieser Beziehung einen leidenschaftlich-dramatischen Auftakt. Die wirkliche Vereinigung mit dem geliebten Wesen scheint nur im Tod möglich. Und nur im Tod ist Gala zu bändigen, nur im Tod kann die sexuelle Liebe, die im Leben impotent, unvollzogen bleibt, aufgehen. Das Bild der toten Schönen symbolisiert auch die

Furcht vor der lebendigen und begehrenden Frau – wie eine Art Disziplinierungsmaßnahme an der bedrohlichen Weiblichkeit ... Vielleicht ist es kein Zufall, daß nur Salvador Dalí von Galas Todessehnsucht im Zusammenhang mit ihrer erotischen Annäherung spricht. Er weiß inzwischen alles über sie und könnte einige Angst vor ihrer Sexualität haben. Er muß diese Frau bezwingen, was ihm nur mit dem Bild ihres Todes gelingt. Daß er ihr dieses Motiv in den Mund legt, überhöht Gala, und es scheint so, als erkenne sie, auf welche einzig mögliche Weise sie mit Dalí sexuell verkehren kann.

All das ist der endgültige Beginn der Liebe.

Derweil wartet Paul in Paris. Federico García Lorca wird mit seinen Theaterstücken berühmt. Vater, Schwester, Tante-Stiefmutter Dalí beobachten Salavadors Treiben mit besorgten Blicken. Begeistert sind sie nicht. Was der Familie aus dem Dorf zugetragen wird, verunsichert sie. Max Ernst heiratet Marie-Berthe. Paul richtet eine gemeinsame Wohnung für sich und Gala in der rue Becquerel ein, schreibt leidenschaftliche Liebesbriefe, gewährt ihr mehr Zeit in Spanien, schickt Geld, verspricht und lockt, daß sie in Paris außergewöhnlich elegant sein werde, denn er persönlich wolle sich dessen annehmen.

Gala lebt mit Dalí zusammen, es ist September, gleichzeitig antwortet sie auf Éluards glühende Liebesbriefe. Wir kennen diese Briefe nicht, wissen aber von ihrer Existenz: «Gala, meine Schwester, meine Freundin, meine Geliebte, Deine Briefe gefallen mir sehr.» Er läßt sie gewähren mit ihrer neuen Eroberung, es ist aus seiner Perspektive nichts anderes als das bereits bekannte Muster: «Nun, mein geliebter Schatz, tu, was Du für richtig hältst. Ich will nur Deine Freude, ich will nur Deine Freiheit.» Andererseits jedoch: «Vor allem möchte ich Dich sehen und bei mir haben. Ja, komme zurück.«

Ende September geht Gala in Cadaqués das Geld aus, und

sie kann Dalí noch nicht dazu bewegen, mit ihr nach Paris zu fahren. Also reist sie allein zurück. Der Fünfundzwanzigjährige hat sicher Angst. Die weite Welt, die er schon früher in die Tasche stecken wollte, schüchtert ihn ein. Er könnte zu diesem Zeitpunkt auch schon Auseinandersetzungen mit seiner Familie gehabt haben, denn in katalanischen Familien ist man mißtrauisch gegen alles Fremde, schon gar gegen diese verheiratete, zehn Jahre ältere Frau. Der Vater muß über alles informiert gewesen sein, Zuträger aus dem Dorf gab es genug. Ana Maria steuert das Ihre zum Feindbild bei. Im Gepäck hat Gala zum Beispiel *Das finstere Spiel,* aber auch Aufzeichnungen und Skizzen. Sie sollte dann in Paris Dalí zum großen Maler und herausragenden Theoretiker erklären.

Einstweilen wohnen die Éluards im Hotel, denn die Wohnung ist noch nicht bezugsfertig. Cécile ist wieder bei der Großmutter. Die Eheleute sprechen zum erstenmal von Trennung, Gala gesteht, daß sie mit Dalí zusammenleben will, Paul willigt ein, gibt ihr aber zu verstehen, daß ihr altes Abkommen bestehenbleibe und sie jederzeit zu ihm zurückkehren könne.

In einem Monat, das hat Dalí ihr bei der Abreise hoch und heilig versprochen, will er nachkommen, denn dann findet auch die öffentliche Premiere des *Andalusischen Hundes* statt. Ende Oktober reist Dalí schließlich nach Paris, wo am 20. November außerdem seine Ausstellung bei Goëmans eröffnet wird. In der Galerie trifft er Éluard, der ihm sagt, Gala erwarte ihn ungeduldig. So wird die Wohnung in der rue Becquerel, die ursprünglich von Paul für Gala und sich selbst gedacht war, zum Treffpunkt und Wohnort der Geliebten.

Die Scheidung zwischen Éluard und Gala findet 1932 statt. Siebzehn bewegte Ehejahre kommen zu einem Ende. Gala ist neununddreißig, sie ist entgegen ihrer Vermutung bei bester Gesundheit und sieht fabelhaft aus. Der Schriftsteller Julien Green schreibt am 14. November in sein Tagebuch:

«Gala ist etwa dreißig, ernst und hat eine wunderschöne Gestalt.»

Der Ton von Pauls Briefen ändert sich durch die neuen Gegebenheiten nicht. «[...] Du kannst fest an meine Liebe glauben. Du schreibst mir zauberhafte Briefe, in denen Du ganz meine Gala bist, mein kleines Mädchen für alle Zeit», schreibt er. Seine Liebe, seine glühenden Beteuerungen halten in über einhundert weiteren Briefen bis 1948 an. Es ist aber Éluard selbst, der sich um die Scheidung kümmert und alle nötigen Schritte in die Wege leitet. Er besteht darauf, daß sie sich mit Dalí vermähle, denn Freigeist, der er unter anderen Bedinungen sein mag, legt er doch großen Wert auf klare Verhältnisse und schätzt die Institution der Ehe über alles. Und so lassen sich Gala und Dalí im Oktober 1933 im spanischen Konsulat in Paris trauen. Éluard schreibt abschließend: «Ich habe lange mit Cécile zusammen [...] alle Fotos von Dir und von uns angeschaut. Ich weiß, daß die Vergangenheit für Dich nicht zählt. Für mich auch nicht, außer die unsere. Es ist eine schrecklich wunde Sache. Die Gegenwart wiegt so wenig [...] nichts, was ich tue, geschieht losgelöst von Dir.»

Die ebenfalls parteiliche Biographin Meredith Etherington-Smith stellt die Frage, warum Gala sich Dalí ausgesucht habe und beantwortet sie erbarmungslos: Weil sie geldgierig gewesen sei. Weil Dalí aus einer reichen Familie gestammt habe, weil sie immerhin Mitte Dreißig gewesen sei, damit also jenseits des Zenits für eine Frau, die ihre Reize erfolgreich «an den Mann» bringen wollte, denn das Leben als surrealistische Muse scheint ihr immer weniger einzutragen. Harte Worte.

Gala als ein Gefühle ökonomisierendes Monstrum, das sich von dem katalanischen Freak, denn ein solcher ist Dalí zu diesem Zeitpunkt in Cadaqués, verspricht, daß er ihr ein Leben in Luxus und Komfort biete?

Nüchtern betrachtet, tendierte damals Dalís Malerei dazu, nur bildhafte Botschaften aus dem Innenleben einer recht problematischen Person wiederzugeben. Gala erkennt das sofort und spricht es offen aus. Sie glaube, sagt sie, daß er seine Arbeit beachtlich schwäche und seine noch kaum begonnene Zukunft als Maler ruiniere, wenn er weiterhin seinen Wahnsinn lediglich dokumentiere, ohne ihn in die richtigen Bahnen zu leiten. Mit anderen Worten, sie muß sich mehr von diesem Mann versprochen haben als eine geschäftliche Anlage, denn wenn stimmt, was sie sagt, ist er noch weit davon entfernt, der große und berühmte Maler zu werden, der ihr jenes Leben in Luxus und Wohlergehen verschaffen wird. Berechnende Gala? Sie lebt von ihrem eigenen Geld beziehungsweise dem, was Paul ihr schickt. Sie reist auf eigene Kosten. Von Dalí kommt nichts, denn er selbst verdient nichts. Gala erlebt die Ablehnung, die Dalí von seiner Familie und durch die Dörfler erfährt, weil er sich mit ihr eingelassen hat. Wenn sie also sein Geld, oder vielmehr das seiner Familie angestrebt hätte, wie Etherington-Smith behauptet, so konnte sie es hier nur davonschwimmen sehen. Daß sie dann an seiner Seite bleibt, ihn unbedingt nach Paris holen will, spricht eher für das Gegenteil von Berechnung.

Vielleicht liebt sie ihn ja. Vielleicht ist sie an seinem nicht vorhandenen Geld gar nicht interessiert. Vielleicht hat sie es einfach satt, in den Randbezirken einer anderen Existenz zu leben. Als Muse im recht sexistischen surrealistischen Sinn. Als «mein geliebtes Kind». Vielleicht will sie vorgelassen werden in die inneren Gemächer der Kunst. Éluard hat ihr das versagt. Sie darf einkaufen, sie kann tun und lassen, was sie will, aber sie bleibt Kind. Und Kinder nimmt man nur wenig ernst.

Kann es nicht sein, daß dieser durchgeknallte Katalane, mit seinen Lachanfällen, mit seiner Unsicherheit, mit seinen fixen Ideen, mit all seinen Verkleidungen und Verdrehungen etwas in ihr wachruft, das der viel gewandtere Éluard nicht zu berühren vermochte?

Die Zeit der erotischen Annäherung jedoch dauert fast den gesamten September hindurch. Dalí muß sich zum ersten Mal mit seiner Sexualität auseinandersetzen, diesem, wie er es nennt, «zentralen Problem» seines Lebens, dem er sich, das sah er kommen, bald nur wenige Zentimeter getrennt gegenüber sehen würde in einem Showdown, der nur eine Wahl lasse: «... es zu töten oder selbst getötet zu werden.»

Gala bleibt bei ihm. Éluard schickt Geld. Cécile ist im Hotel.

Die beiden Frischverliebten machen endlose Spaziergänge. Sie sind «ein komisches Paar», sagt Dalí. Einmal wirft er sich zu Boden, um ihre Füße zu küssen, dann wieder sagt er stundenlang nichts. Schließlich fordert Gala, er solle sie küssen, bis sie platze. «Ein Kuß besiegelte meine neue Zukunft! Gala wurde das Salz meines Lebens, das Härtebad meiner Persönlichkeit, mein Leuchtfeuer, meine Doppelgängerin – ICH», frohlockt Dalí. Die Liebe lodert.

Anfang Dezember kehren Gala und Dalí nach dem Erfolg der Ausstellung bei Goëmans nach Spanien zurück. Dalí ist jetzt ein gefeierter Surrealist. Sie wollen ein Haus in Cadaqués kaufen, doch im Dorf verkauft ihnen niemand etwas, hier distanziert sich die Welt von ihnen. Irgendwie hat die Familie darauf gehofft, die Affäre Gala sei vorüber und die Frau zu ihrem angetrauten Mann zurückgekehrt. Offensichtlich nicht.

Lydia Sabana de Costa, eine alte Frau aus dem Dorf, gibt ihnen die erste Zelle, ein kleines Haus, das schäbigste Hüttchen aller Fischerhütten von Port Lligat. Ganze vier mal vier Meter groß, wird es Ausgangspunkt des späteren Anwesens in Port Lligat. Sie will es Salvador schenken, aber Dalí und Gala erwerben es von ihr für 500 Peseten.

Dalí hat kaum Geld, er schreibt an den Vicomte de Noailles, seinen ersten Mäzen, und bittet ihn um Hilfe, damit er seinen Wunsch, «in Cadaqués zu leben, verwirklichen kann. Ich habe mich genau erkundigt und weiß, daß ich exakt 20000 Fr benötige, um ein kleines Fischerhaus zu kaufen und es darüber hinaus sanitär einzurichten und bewohnbar zu machen.» Im Tausch bietet er dem Grafen ein Bild an, das er noch malen wird. Das Bild wird *Das Greisenalter Wilhelm Tells* heißen.

Port Lligat hält Dalí für einen der verdorrtesten Flecken auf der Welt. Die Morgen seien von einer wilden Freude, die Abende voll morbider Melancholie. Es ist und bleibt die Landschaft, die er immer wieder in seinen Bildern malen wird, jene karge Gegend des Ampurdà, die diesen Menschenschlag hervorbringt, den Dalí «Präzisionsirre» nennt. Er mag auch von sich sprechen.

Ihr Haus müsse in dieser kargen Welt genau wie eine echte biologische Struktur werden, sagt Dalí, wie ein Knospenhaufen von Zellen. Für jeden neuen Abschnitt ihres Lebens gebe es eine neue Zelle, ein Zimmer. Der Nukleus sei das paranoide Delirium jener Lydia, die ihnen das Geschenk der ersten Zelle gemacht habe, das amorphe Zellplasma sei das Genie Dalí, das göttliche Protein sei Gala, dank ihrer könnten alle anderen Teile der Struktur erblühen.

Der Schritt, sich mit Gala in Port Lligat niederzulassen, bedeutet das endgültige Zerwürfnis mit dem Vater, mit seiner Schwester und der gesamten Familie. Gegen Jahresende kommt es dann zum großen und endgültigen Bruch und damit zum Hinauswurf des Sohnes aus dem elterlichen Haus, als Dalí eine Zeichnung anfertigt, auf die er schreibt: «Manchmal spucke ich mit Vergnügen auf das Portrait meiner Mutter.» Der Vater ist entsetzt, in einem Brief teilt er ihm mit, daß er unwiderruflich verstoßen sei. Gala trägt die Schuld an allem, davon ist man im Hause Dalí überzeugt. Dalí selbst erwähnt den Vorfall nicht mehr, in seinen Lebenserinnerungen schreibt er: «Ich möchte hier nicht den tieferen Grund dieser Entscheidung enthüllen, denn dies Geheimnis geht nur meinen Vater und mich etwas an; ich habe auch nicht die Absicht, eine Wunde, die uns sechs Jahre voneinander trennte und uns beide so sehr leiden ließ, wieder aufzureißen.» Schweigen also. Der Exhibitionist schweigt über ein für ihn unangenehmes Zerwürfnis.

Der Vater soll den Hinauswurf etwa so kommentiert haben: Man mache sich keine Sorgen, denn da Salvador über keinerlei praktischen Sinn verfüge, und da er selbst nie in der Lage wäre, sich auch nur eine Kinokarte zu kaufen, stehe er in einer Woche wieder in Figueres vor der Tür. Voller Flöhe, fügt er noch unfreundlich an, wobei er an Gala denkt. Dalís und Galas karges Domizil in Port Lligat hat sechzehn Quadratmeter, und die müssen als Schlafzimmer, Studio, Wohnzimmer und Küche dienen. Ein Schneidezahn, der Dalí ausgefallen ist, stellt die einzige Dekoration dar. Gala beschwert sich über die Ärmlichkeit der Behausung, und Dalí tröstet sie: «An dem Tag, an dem du meinen Schneidezahn an einem Faden mitten in unserem Haus hängen siehst, wirst du ebenso enthusiastisch sein wie ich, daß wir all das auf uns genommen haben. Wir werden weder Hunde noch Blumen haben. Nur Trockenheit als Gegenpol zu unserer Leidenschaft. Und die Intelligenz wird uns gemeinsam schnell altern lassen. Eines Tages schreibe ich ein Buch über dich, und du wirst dich in eine jener Heiligen verwandeln, die die Geschichte auf ihren Rücken heben mußten.»

Nach dem Bruch mit dem Vater wählt Dalí für sich einen Satz Freuds als eine Art Motto für sein Leben: «Held ist einer, der sich gegen die väterliche Autorität auflehnt.» Das erklärt auch seine spätere Obsession mit der Figur des Wilhelm Tell. Der Vater ist eine Figur, die überwunden werden muß.

So gesehen gibt es in Dalís Leben viele Väter.

Es war jedoch nicht allein die Beziehung zu Gala, die diese Entzweiung ins Haus Dalí gebracht hat. Schon früher hat er sich mit dem Vater gestritten, der Konflikt spitzt sich durch die Anwesenheit Galas nur endgültig zu. So hat der Vater für Salvador früher eine Enzyklopädie subskribiert, und während der Sohn in Madrid studiert, schickt er ihm das Werk Band für Band. Eines Tages schreibt Dalí einen Brief auf eine herausgerissene Seite dieses teuren Buchs. Die Auflehnung gegen den Vater ist also nichts grundsätzlich Neues in seinem Leben, sie nimmt nur zu – schließlich mit Provokationen des Sohnes, wie etwa der Bildtitel, der sich gegen die Mutter richtet.

Im Januar 1931 schreibt der Vater einen Brief an García Lorca, in dem er die Gründe für die Verbannung des Sohns darlegt. Vater Dalí muß sehr erregt gewesen, der Vorfall mit Salvador ihm lange nachgegangen sein, denn er irrt sich im Datum um ein Jahr.

Beinahe genau ein Jahr nach dem Hinauswurf schreibt er an den Freund des verstoßenen Sohns: «Er ist ein unseliger Mensch, ein Ignorant und Besserwisser ohnegleichen, unverschämt und unverfroren. Er glaubt alles zu wissen, kann aber nicht einmal richtig lesen und schreiben. Übrigens kennen Sie ihn ja bereits besser als ich. Seine Niedertracht ging so weit, daß er Geld und Verpflegung von einer verheirateten Frau angenommen hat, die ihn mit Zustimmung und Einwilligung des Gatten durchfüttert, um zum geeigneten Zeitpunkt den Absprung besser zu schaffen. Sie können sich bestimmt vorstellen, wie schmerzlich so viel Schweinerei für uns ist.»

In seinem Vortrag «Die moralische Position des Surrealismus» versucht Dalí den Bildtitel bezüglich seiner Mutter so zu erklären, daß es sich um einen moralischen Konflikt handle, der einer Traumsituation ähnlich sei, in der wir oft gerade die töten oder tot sehen, die wir besonders lieben.

Diese Erklärung hat den Vater nicht befriedigt. Gala ist

für Dalí auf ewig mit der dramatischen Trennung vom Vater verbunden, und das Thema hat ihn sein Leben lang beeinflußt; all seine Bilder des Wilhelm Tell zeigen das deutlich. Es ist der Vater, der den Sohn gefährdet. Kronos, der seine Kinder frißt. Dagegen muß er sich, das ist ihm schon sehr früh klar, mit aller Gewalt wehren. In seinem Erwachsenenleben sollte es viele Väter geben, die überwunden werden müssen. Allen voran André Breton, den er entthronen muß, oder seine Professoren in Madrid. Stalin, schreibt er, sei die Projektion des tyrannischen Vaters, des herrlich intimen Feindes. Er selbst erklärt es: «Wenn ich nach Freud ein Held geworden bin, so deshalb, weil es mir gelungen ist, mir die Macht meines Vaters anzueignen. Der Held ist derjenige, der sich gegen die väterliche Autorität auflehnt, sie besiegt, der seinen Vater auffrißt, das bevormundende Gesetz, die Allmacht aufzehrt, selbst das Gesetz, der große Phallus wird. Bei den Primitiven ist das totemistische Mahl die Darstellung des ihm zugrundeliegenden Vatermords.»

Die Frage, ob er jemals wirklich in der Lage ist, seinen Vater – oder irgendeinen «Vater» – zu überwinden, bleibt trotzdem letztlich offen. In seinen späteren Tiraden gegen den Kommunismus und die Oktoberrevolution ist Dalí davon überzeugt, daß sich Rußland das Gold Spaniens angeeignet habe. Rußland werde von dickfelligen Ingenieuren auf trübe Weise mit dem Rechenschieber regiert, und die Vorstellung, schreibt er, daß das Gold des frommen Spaniens für Werkzeugmaschinen der platten Vernunft, für Raketen und Sputniks verschwendet werde, sei ihm unerträglich. Und da er Stalin mit seinem Vater, das Gold mit der Genialität und Spanien mit sich selbst gleichsetzt, verfällt er der Idee, daß dieses Gold ihm gehöre.

Vielleicht aber interpretiert Dalí die väterliche Zurückweisung Galas vielmehr als dessen mögliches geheimes Verlangen nach ihr. Vielleicht neidet ihm der Vater die geheimnisvolle Gala, haßt ihn deshalb und trachtet ihm nach dem

Leben. Und weil er ihn nicht umbringen kann, verstößt er den Sohn zumindest.

Als Dalí Gala und Paul Éluard zum erstenmal sieht, schreibt er, dieses Paar verkörpere für ihn, den kleinen Provinzler, den Geist von Paris. Ihre Selbstsicherheit, ihre blasierten Mienen und ihr Luxus hätten ihn schockiert und provoziert, gleichzeitig sei er davon fasziniert gewesen. Gala versetzte ihn in Trance.

Die von den Biographen so oft gestellte Frage: Warum ausgerechnet Dalí, beantwortet Unda Hörner am schlüssigsten. Dalí nimmt Galas Angebot an, gemeinsam und als Paar die Liebe «wie eine heilige Kommunion zu leben». Das ist von Éluard vernachlässigt worden, denn eine solche Vorstellung ist zu spießig für ihn. Jedenfalls, wie sich später in seinen larmoyanten Briefen zeigt, an der Oberfläche. Aber was «Dalí durch die Liebe über sich erfuhr», schreibt Hörner, «machte er für seine Kunst und sein Leben urbar».

Diese sehr einleuchtende Erklärung holt Dalí aus der Rolle des tumben manipulierten Idioten heraus, in die ihn andere Biographen in seinem Verhältnis zu Gala immer wieder gern drängen. Und sie befreit Gala aus der fast peinlichen Rolle des ewig männerverschlingenden Monstrums. Bei Dalí findet sie die erwünschte und immer schon angestrebte Exklusivität.

Gala – Muse und Mythos

Ostern 1930 fahren Gala und Dalí nach Málaga, um dort Ferien zu machen. Für ihn ist es wie eine Initiation in ein neues Leben. Er schreibt, in Málaga sei er zu einem wahren Schüler Galas geworden, dort habe sie ihm das Lustprinzip offenbart und ihn dessen Unterschied zum Realitätsprinzip gelehrt. «Sie brachte mir bei, wie man sich kleidet, wie man eine Treppe hinuntergeht, ohne sechsunddreißig Mal hinzufallen, wie ich nicht dauernd das bißchen Geld, das wir hatten, verliere, wie man ißt, ohne die Geflügelknochen an die Decke zu werfen, wie man seine Feinde erkennt.» Chantal Vieuille findet in bekannter Weise kaum freundliche Worte für Gala. Nach Paul und Max und vielen anderen Unbekannten sei dieser Dalí Galas letzter Schüler gewesen, und sie nennt sie kurz eine Teufelin.

Die Dämonin indes ist genau richtig für Dalí. Er malt nur, wenn sie anwesend ist, wenn sie ihm hilft, den Weg freiräumt und ihn gewähren läßt. Sie korrigiert ihn, wo sie es für angebracht hält, ja, sie setzt ihren Willen oft durch und sagt ihm, was er zu malen habe und wie. Éluard dagegen praktizierte seine Kunst für sich und unter Ausschluß Galas. Erst das Leiden an der Liebe habe ihn zum Dichter befähigt, schreiben seine Biographen. Dalí dagegen wird durch den Genuß der Liebe erst zum Maler. Dies mag auch mit den Unterschieden von malerischen und dichterischen Schaffensprozessen zusammenhängen. Während der Dichter Éluard die Einsamkeit wählt, fordert der Maler Dalí Galas Anwesenheit, zum Beispiel als Modell und mit Sicherheit auch als Beraterin. Zwei Künstler, eine Muse. Jedoch ist Gala für den einen eine völlig andere als für den anderen. Gala ist nicht gleich Gala und Muse nicht gleich Muse. Und doch nennen beide sie Gala, verehren sie als Gradiva.

Der Name Gradiva taucht bei den Surrealisten an mehreren Stellen auf. Der Mythos ist ihnen gut bekannt. Sei es direkt aus dem 1903 erschienenen Roman von Wilhelm Jensen oder auf dem Umweg über Sigmund Freuds Aufsatz *Wahnvorstellungen und Träume in Jensens Gradiva*.

Der Roman handelt von der Heilung des psychisch kranken Archäologen Hanold durch eine in seiner Erinnerung verschüttete Figur, die er Gradiva nennt, der er verzweifelt hinterherjagt. In Pompeji schließlich entdeckt er sie auf einem Wandrelief, und sie heilt ihn von seinem Zustand der Verlorenheit. Dabei ähnelt die antike Figur, die er dort in den Ruinen entdeckt, einer Kindheitsfreundin, und seine Vergangenheit holt ihn vollends ein, als er diese Freundin dort trifft. Sie kommen zusammen, und sie heilt ihn. Der Mann kann mit seiner Arbeit fortfahren.

Als Dalí diesen Text liest, soll er ausgerufen haben: «Meine Frau Gala ist in Wirklichkeit eine Gradiva!»

Und tatsächlich hält Dalí Gala für die Reinkarnation einer Kindheitsfreundin. Darum ist sie *Galuchka rediviva*, die Verkörperung des hypnotisierenden Bildes eines kleinen russischen Mädchens, das für Dalí zuerst in Dullita, einem Mädchen aus Figueres, zu Fleisch und Blut geworden war, um ihm dann später als Gala wiederzubegegnen.

Man muß sich auf Dalí einlassen, um Dalí verstehen zu können. Man muß seine Bilder und Vergleiche, sein Versteckspiel und seine Eulenspiegelei akzeptieren, sonst bleiben sein Leben wie seine Bilder eine Ansammlung phantastischer Erscheinungen.

Er also sah Gala kommen, sah sie voraus, und sie ging zeit seines Lebens als Göttin vor ihm her. *Gradiva rediviva*. Dalí überläßt diesen Mythos weder Jensen noch Freud. Er selbst schreibt in seinen Erinnerungen eine Geschichte mit dem

Titel *Die Puppe mit der Zuckernase*, der er wie so oft eine psychoanalytische Interpretation folgen läßt *(Deutung des Märchens von der Wachspuppe mit der Zuckernase)*: Der königliche Held, wahrscheinlich ein «kannibalistischer Nekrophiler», wird von seinen Perversionen durch eine kluge Gala-Gradiva geheilt.

Auch in der äußeren Wirklichkeit spricht einiges dafür, daß Gala Dalí von seiner Hysterie heilt und ihn von seinen Ängsten befreit. Erst sie scheint ihn zu Dalí zu machen.

Eng verbunden mit dem Mythos der Gradiva in seiner Beziehung zu Gala ist für Dalí der Narzissus-Mythos, gespiegelt in seinem 1936/37 entstandenen Bild *Die Metamorphose des Narziß*. Der Mythos ist die Geschichte des schönen Sohns des Flußgotts Kephisos, der sich in sich selbst verliebt, als er sein Spiegelbild im Wasser erblickt. Er wird in eine Narzisse verwandelt. Ovid interpretierte diese Verwandlung in seinen *Metamorphosen* als Strafe dafür, daß er die Liebe der Nymphe Echo zurückwies, sich also durch Selbstverliebtheit der heterosexuellen Liebe entzog. Durch seine Verwandlung in eine Blume bleibt ihm jedoch der Abgrund des Todes erspart.

In seinem erstmals 1905 erschienenen Buch *Drei Abhandlungen zur Sexualtheorie und verwandte Schriften* beschäftigt sich Freud mit narzißtischer Libido und ihrer Beziehung zur geschlechtlichen Entwicklung. Die Beschäftigung des Kindes mit sich selbst und seinem eigenen Körper stellt Freuds Theorie zufolge die erste Stufe in der Entwicklung der Libido dar. In der zweiten Stufe wird diese Beschäftigung intensiviert, und aus dem natürlichen Interesse wird ein erotischer Impuls. Das Ergebnis bezeichnet Freud als narzißtische Libido. Im Verlauf einer normalen Entwicklung wird dieses Interesse oder Verlangen dann auf eine andere Person übertragen. Für Freud ist derjenige ein Narziß, dessen Begehren in seiner geschlechtlichen Entwicklung auf der zweiten Stufe stehenbleibt, der noch als Erwachsener seine erotischen Impulse fast ausschließlich auf sich selbst richtet. Dalí befand sich wohl an diesem Punkt, als er versicherte, er sei zum Orgasmus nur über die Masturbation fähig. Der Mythos des Narziß handelt symbolisch in dieser Deutung von Autoerotik, der sexuellen Liebe ohne Partner oder Zeugungsabsicht. Eine (weitere) Liebesart, die sich selbst genügt, nach «Arterhaltung» und Sozialität nicht fragt.

Dalí wird als Narzissus zu Gala, er, der Selbstverliebte, verschmilzt mit Gala in der Spiegelung des Wassers zu einem Bild. Immer betrachtet er Gala und sich selbst fortan als eins, signiert seine Bilder Gala / Dalí, womit er die Freudsche Dualität von maskulin und feminin aufhebt und seine Suche nach der vollkommenen Androgynie, der Einswerdung mit dem Anderen, beendet, denn er hat sie in Gala / Dalí realisiert.

Zeit seines Lebens kultiviert Dalí seinen Dandyismus. Er hege physischen Abscheu vor Kindern, sagt er. Wenn sie noch klein seien, flößten sie ihm Angst ein, wie alles, was an den Embryonalzustand erinnere. Später, wenn sie nicht mehr die schwachen Ungeheuer der ersten Zeit seien, erkenne er sie an. Und weiter: «Ich wollte nichts von Dalí vererben (nicht einmal den Namen). Ich will, daß mit mir alles zu Ende ist. Außerdem sind alle Söhne von Genies Kretins.» Heterosexuelle Liebe mit Zeugungsabsicht zu praktizieren und der geächteten narzißtischen Masturbation zu entsagen – gegen all das verwahrt er sich. Fortdauer existiert für Dalí nur durch Dalí oder durch Gala / Dalí, und wenn er nicht zu sterben brauche, wolle er gern ewig unergründliche Schmerzen ertragen, ließ er an anderer Stelle verlauten. Unsterblichkeit ist sein Projekt. Gala bleibt für Dalí die Erlösung, denn sie steht trotz der dramatisch-romantischen Anfänge ihrer Beziehung dem Tod und der Versteinerung entgegen.

Wie paßt der Gradiva-Mythos in die surrealistische Welt? Wie wird er zu Dalís Leben, oder eher: Wie wird Gala zu seiner perfekten Muse, und wodurch unterscheidet sich dieses Bild etwa von dem Paul Éluards, der sich immerhin derselben Muse bediente?

Venus ist für Breton eine Allegorie surrealer Liebe, wie sie sich der profanen Welt darstellt. Darum ersetzen die Surrealisten Venus durch Gradiva, denn sie ist es, die den Künstler befähigt, die Barriere zwischen dem Realen und dem Surrealen zu durchbrechen. Sie ist diejenige, deren Blick Mauern durchdringen kann – wie Éluard Gala einmal beschreibt.

Über dreißig Jahre ist Gala für Dalí Gradiva, und er stattet sie mit all den Qualitäten aus, die Jensen und Freud ihr zugeschrieben haben. Gala ist Dreiheit: Sie ist Gala, Gradiva, die Frau, die voranschreitet, und diejenige, deren Blick Wände durchbohrt. Sie ist das Objekt des Begehrens in Éluards Liebesgedichten. Er schreibt ihr eine Widmung: «Statt deiner Traurigkeit, wie ein Schatten nach der Liebe, bedeckt die Landschaft alles. Komm schnell, lauf! Und dein Körper läuft schneller als dein Geist, aber nichts, verstehst du?, kann dich übertreffen.»

Éluard eignet ihr sein gesamtes poetisches Werk zu, unzählige Gedichte sind durch sie inspiriert, sie wird für ihn zur reinen Erotik. Er ist es auch gewesen, der ihr den Namen Gala gab.

Für Dalí hingegen wird Gala zu Gala-tea, jener Statue, die von Aphrodite auf Pygmalions Gebete hin zum Leben erweckt. Sie wird für ihn zur Verbindung zwischen Leben und Tod, dem Belebten und dem Unbelebten, zur Erhörung seiner Gebete von Kind an. Aphrodites Herz läßt sich durch die Gebete des Bildhauers Pygmalion erweichen, die Gebete des Malers Dalí bewirken dasselbe: Gala(tea) tritt in sein Leben: «Da ist eine tolle Frau angekommen!» ruft er am Strand Buñuel zu. Er hat sie sofort erkannt. Zwei Künstler sind erhört worden.

Später errichtet Dalí in Figueres seinen *Torre Galatea*, dort verbringt er seine letzten Lebensjahre allein, dort stirbt er.

Gala wird wie Gradiva und Galatea zum Inbild der Kraft der Liebe. Die Geschichte von dem Relief, auf dem Hanold seine Gradiva findet, ist eine starke Analogie zum Pygmalion-Mythos. Auch dieses Relief ist aus Marmor, und die literarische Figur Hanold erkennt darin ihre Jugendliebe. Das Marmorstandbild zeigt eine in der Bewegung innehaltende Person – sie ist im Schritt gefroren. Gleich wird sie losgehen – darum ist Gradiva jene, die voranschreitet. Die Anwesenheit der Frau wird zum Beweis für die Erlösung. Sie gibt dem Leben eine neue, wirkliche Bedeutung, indem sie kraft ihrer Gabe, zwischen den Menschen und dem Wunderbaren zu vermitteln, die schöpferischen Fähigkeiten des Künstlers freisetzt. Sie läßt ihn das «Tier mit den Wunderaugen» erblicken, wie die Surrealisten es nennen.

Für Dalí gelang durch die Begegnung mit Gala also nichts anderes als der lebenslange Versuch, eine Phantasie Wirklichkeit werden zu lassen. «Gala war dazu ausersehen, meine Gradiva zu werden, mein Triumph, meine Frau.» Und so wie Jensens Gradiva den Romanhelden Hanold heilt, wird Gala zur Medizin für Dalís Lachanfälle, damit er wieder malen kann, um seinen «surrealistischen Triumph» zu erzielen. Nur ihre Liebe vollbringt die Rettung. Das gilt in der Fiktion Jensens wie im Leben Dalís. Für Dalí wird die Vorausschreitende zum zeitlosen Wesen, das den Künstler unermüdlich «voranschreiten» läßt, um das zu finden, was in der Zukunft, was jenseits der realen Welt liegt.

Die anderen männlichen Surrealisten verbannen demgegenüber die Frau in ihre Kunst, um sie dort bändigen zu können. So versteht Éluard Gala als seine Muse. Für Dalí aber steigt sie auf, wird seine Rettung, seine Inspiration, seine Muse, mit der er lebt und die ihm den Weg zeigt, indem sie voranschreitet. Das heißt auch, daß sie ihn vorantreibt, ihn *an*treibt. Sie ist von den Toten auferstanden, sagt Freud, Fleisch aus Marmor. Die unbestimmte Liebe aus Dalís Kindheit ist nicht länger unterdrückt, sie ist in seinem Bewußtsein

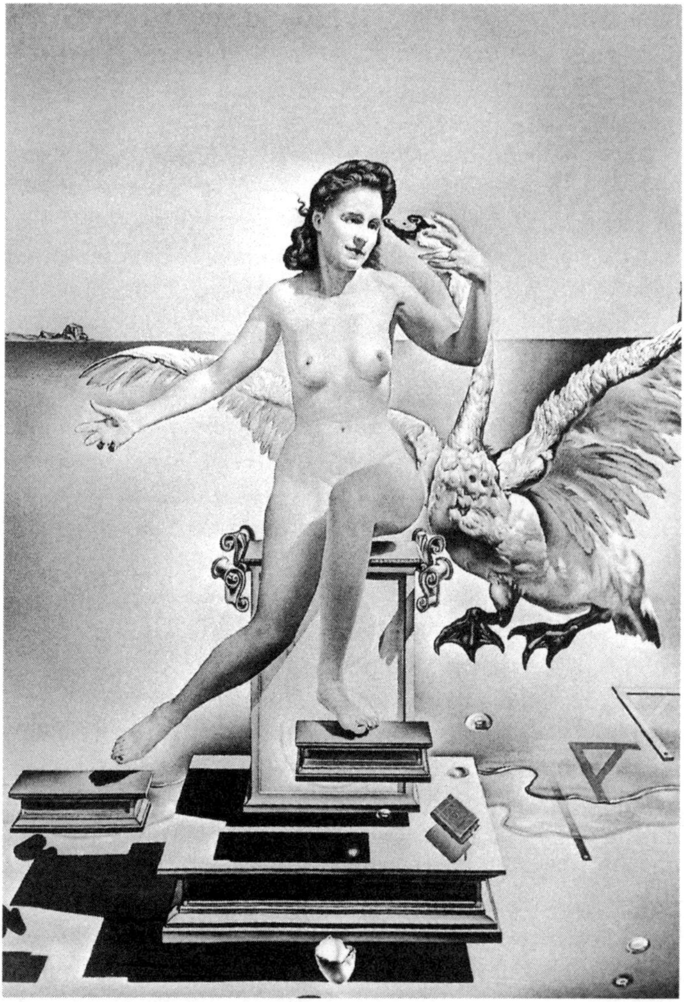

«Sie ist Leda, die Mutter. Sie ist Helena, die unsterbliche Schwester von Pollux-Dalí, dessen Kastor jener geniale Bruder ist, den Dalí hatte und der ebenfalls den Vornamen Salvador trug.» Der Psychiater Pierre Roumeguère lieferte diese Interpretation der Persönlichkeiten Dalís und Galas und ihrer mythischen Alter egos. Dalí malte dieses Bild der *Leda Atomica* 1983. (Foto: Binder-Thiele)

«auferstanden», die Muse ist endlich befreit, hat menschliche Gestalt angenommen und kann in seiner Kunst tätig werden.

Noch ein anderer Surrealist verbindet sich mit Gradiva und wird von ihr gerettet. André Breton. 1937 nennt er seine Galerie, die sich auf surrealistische und «primitive» Kunst spezialisiert, *Gradiva*. Sie habe ihm, sagt er, aus einer schweren finanziellen Krise herausgeholfen. Hanold, Dalí, Breton – drei Erlöste.

Die Frau als Heilerin und Retterin ist fester Bestandteil surrealistischen Gedankenguts. So schreibt Joe Bousquets 1944 in seinem *Brief an die Nymphe Echo*: «Das Genie der großen Surrealisten wird seine Renaissance den jungen Frauen danken, die es wagten und die in der Lage waren, sie zu lieben.»

Die Muse wird ständig gesucht, gewollt, herbeigesehnt, um die künsterlische Arbeit zum Triumph zu führen. Ebenfalls kann das «ewig Weibliche», dieses Undurchdringliche und Unverständliche, in der Kunst gezähmt werden. Denn über die ideale Frau ist man geteilter Ansicht. Gala jedenfalls wirkt perfekt, denn sie ist stets anwesend und reklamiert keinen Platz, keine eigene Kreativität; sie ist bereit, sich den Bedürfnissen ihrer Männer anzupassen, unterwirft sich dabei jedoch nie. Und genau deshalb haben viele ihrer Zeitgenossen und -genossinnen Schwierigkeiten im Umgang mit ihr. Manche wünschen sie demütiger, versteckter und unterwürfiger.

Das Verhältnis der Surrealisten zu Frauen ist also keineswegs ungespalten.

In Interviews, die Whitney Chadwick mit surrealistischen Malerinnen führte, wird eine geteilte Haltung auch der Frauen deutlich. Zwar waren die Männer, *die* Surrealisten, auf der einen Seite bei vielen Dingen behilflich und unterstützten ihre weiblichen Kolleginnen, indem sie sie ermutigten, die Behinderungen durch Familie und bürgerliche Werte zu überwinden. Denn es war in den zwanziger Jahren immer noch kein leichter Schritt für eine Frau, Malerin, Bildhauerin, Schriftstellerin – eben Künstlerin – zu werden, und so lehnten sich fast alle gegen die ihnen vorgeschriebene Frauenrolle auf. Andererseits jedoch gab es nur wenig Übereinstimmung untereinander, denn war die Verbindung zu den Männern in der Gruppe auch gut, so fehlte eine künstlerische Unterstützung; die Frauen blieben mehr oder weniger außen vor. Am besten deutet es wohl Louis Aragon an, der 1928 in einer Gruppendiskussion über Sexualität als einziger bemerkte, daß es vielleicht besser gewesen wäre, eine Frau bei den Sitzungen hinzuzuziehen, als über weibliche Sexualität diskutiert wurde.

Gala bleibt Frau, Muse, Mythos.

Für Éluard ist Eros die Grundlage für jeglichen poetischen Ausdruck, und es ist die Frau, die einem erotisch geladenen Universum Form und Gehalt verleiht. Gala ist die erste seiner Musen, und stets trägt er ein Aktfoto von ihr mit sich herum, das er bei surrealistischen Treffen unter den Freunden herumgehen läßt. «Sie hat die Form meiner Hände, sie hat die Farbe meiner Augen, sie ist eingehüllt von meinem Schatten», schreibt er in *L'Amoureuse* und weigert sich mit diesen Worten, ihr eine eigene Wirklichkeit außerhalb seiner selbst und der Objekte seiner Welt zuzugestehen. Ganz anders Dalí, der ihr in seinem Gedicht (siehe S. 40) völlige Selbstreferenz gibt. Mit siebzehn schreibt Éluard an Gala: «Ich bin dein Schüler.» Aber dieser Satz verwandelt sich schon bald und macht mit «Meine kleine Geliebte, Mein geliebtes Kind, Mein kleiner Schatz, Meine kleine Gala» den Anreden an die Kindfrau Platz. Es wirkt, als habe er eine Gepflogenheit der Jahrhundertwende – man denke an Mimi, Lulu, Nana ... – surrealistisch übernommen.

Breton gibt Jacqueline Lamba, seiner dritten Frau, den

Kosenamen *Pajarito* – Vögelchen – und meint damit das, was er ihre «zerbrechliche Schönheit» nennt. «Er behandelte mich wie ein Kind», sagt sie später, «aber ich hielt das für normal.» Als sie sich von ihm trennt, erklärt sie, sie habe nicht länger Kind sein wollen, sondern endlich eine Frau.

Unter Surrealisten ist man sich neben den Divergenzen in bezug auf Frauen einig. «Eine Frau ist darin schön, daß sie das geheimste Streben des Mannes in sich Fleisch werden läßt», schreibt Benjamin Péret. Wirklich vollkommen jedoch ist eine Frau erst, wenn ihr etwas Verruchtes, Dämonisches anhaftet, wenn sie Mutter und Hure zugleich ist, dabei unerhörtes, unanständiges Kind. Alle Nur-Kindfrauen werden von ihren bedeutenden Künstler-Männern früh wieder entoder verlassen oder bloß an ihrer Seite geduldet. Éluard lebt längst mit Nusch, seiner neuen Lebensgefährtin, zusammen und übertrifft sich doch in jedem neuen erotischen Brief an Gala. Max Ernst verläßt Frau und Kind und folgt Gala nach Paris. So kommt er zur Gruppe der Surrealisten. Später heiratet er Marie-Berthe, ein neues Kindfraumodell. Ins Unglück habe ihn die Furie Gala gestürzt. Die keiner zu bändigen weiß und die deshalb ins Aus gestellt werden muß – die «Wicked Lady», wie Tim McGirk sie nennt, die böse, verruchte, gottlose Dame.

Eigene Erfolge, behauptet Claire Goll von der Sündhaften, interessierten sie nicht. Und wäre es ihr möglich, das Haus nie zu verlassen, sie täte es. Sie sei von einem Machttrieb besessen, aber die einzige Macht, die in ihren Augen irgendwelchen Wert habe, sei diejenige, die sie auf den Mann, der sich in ihrem Besitz befinde, ausüben könne. Harte Worte, mit denen Goll *die* russische Frau beschreibt. Für Russinnen und für Gala im besonderen ende das Universum auf der Schwelle des Hauses, fährt sie fort. Draußen befinde sich der feindliche Dschungel, und es gebe nur eine Gerechtigkeit, nämlich die, die ihrem Mann nütze. Er solle der größte Kommunist, der größte Maler, der größte Exzentriker sein. Sie selbst hocke in einer dunklen Ecke und ziehe die Fäden. Völlig im Dienst ihres Gatten konzentriere sie alles Können und alle Energie auf dessen Vorankommen.

Tatsächlich gibt sich Gala mit ihrer Rolle als die Unbekannte, als Vögelchen oder hübsches Kind, um mit Éluard zu sprechen, im Schatten ihres Mannes nicht zufrieden. Gala ist Teil des Werks ihres Mannes Salvador Dalí. Sie will es sein. Es gelingt ihr als Objekt – Modell – seine Kunst mitzubestimmen. Dadurch wird sie zum Subjekt. In Dalís künstlerischer Arbeit wird sie zu Galatea, zu einer wahrhaftigen Gradiva als Mensch aus Fleisch und Blut und bleibt nicht Idee oder Schimäre wie bei Éluard.

Das erste Portrait Galas entstand 1931 als Ölbild auf einer Postkarte. Es zeigt einen kleinen Kopf mit Dalíschen Versatzstücken wie einer Heuschrecke. Danach entstanden weitere Portraits *Paranoische Metamorphose von Galas Gesicht, Automatischer Beginn eines Bildnisses von Gala* (1932) und 1933 das *Bildnis Galas mit zwei Lammkoteletts im Gleichgewicht auf der Schulter*. Dalí schrieb dazu in *Das geheime Leben*: «In Port Lligat angekommen malte ich ein Portrait von Gala, die zwei rohe Koteletts auf der Schulter balancierte. Das sollte heißen – wie ich später erfuhr –, daß ich statt sie zu essen, beschloß, zwei rohe Koteletts zu verspeisen. Die Koteletts erschienen tatsächlich als die Sühneopfer meiner mißglückten Opferhandlung, ebenso wie Abraham lieber die Schafe aß und Wilhelm Tell auf den Apfel zielte. Mehrfach zeichnete ich so ein Portrait von mir als Kind mit einem rohen Kotelett auf dem Kopf, womit ich auf symbolische Weise versuchen wollte, meinen Vater dazu zu verführen, daß er eher das Kotelett als seinen Sohn aß.»

Ebenfalls 1933 entstand ein erstes Bildnis Galas – *Die gezuckerte Sphinx* –, das sie mit dem Rücken zum Betrachter zeigt; es ist die abwesende Gala, die sich verschleiert und den Blicken entzieht. Sie betrachtet eine Begräbnisszene in einer wüstenartigen Landschaft. In den Bildern von 1935 *Galas Angelus* und 1936 *Geodätisches Bildnis Galas* (beide wieder mit abgewandter Gala) trägt sie dieselbe bestickte Bluse wie auf dem *Sphinx*-Portrait. 1949 und dann in die fünfziger Jahre hinein wird sie zu *Leda atomica* und zur *Madonna von Port Lligat*.

Alle Bilder aufzuzählen, in denen Gala vorkommt, wäre nahezu unmöglich, denn sie ist und stellt sich dar als Begleiterin, Inspiration, Modell und schließlich Königin der Dalíschen Kosmologie. Sie ist in jeder Hinsicht untrennbar mit seinem Werk verbunden. Nicht nur in seiner Malerei, auch in seinen Geschichten läßt er sie erscheinen, und er widmet ihr alles, was er schreibt, malt, tut – sein Leben. Jeden Tag sucht Dalí von neuem die Geheimnisse der Gala-Gradiva zu entschlüsseln, und er sagt dazu: «Es ist dein Blut, mit dem ich meine Bilder male.»

Gala scheint ihren Einfluß sehr genau zu kennen und zu wissen, was sie will. Ronald Penrose, surrealistischer Dichter und Maler, erinnert sich an eine Bemerkung Galas von 1936: «Ich habe gut daran getan, Max Ernst zu verlassen, aus dem wird nie etwas. Schauen Sie sich im Gegensatz dazu Dalí an, seit er in meinen Händen ist. Was für ein Erfolg!» Das klingt fast wie eine Unternehmerin, die eine gute Anlage lobt. Gala ist eine Frau der Tat.

Und Dalí erwidert: «Ich liebe Gala mehr als meine Mutter, mehr als meinen Vater, mehr als Picasso und mehr als das Geld.»

Gala äußert sich kritisch über eine Frau wie etwa Peggy Guggenheim, die ihrer Meinung nach ihr Leben daran verschenkt, sich um Kunst an sich zu kümmern. Sie täte besser daran, einen Künstler zu heiraten und sich dann ausschließlich um dessen Fortkommen zu bemühen. Sie sieht nicht ein, warum man in der Öffentlichkeit in Sachen Kunst unterwegs ist, wenn es nicht privaten Interessen dient. Hier zeigt sich erneut, was schon früher von ihr gesagt wurde:

Gala macht nie einen Hehl aus dem, was sie will, sei es Liebe und Vergnügen, finanzielle Sicherheit oder die Anwesenheit eines Genies in ihrem Leben. Wichtig ist ihr allein die Tat; Gespräche über Kunst, politische oder philosophische Diskussionen tut sie als «Kaffeehausgerede» ab. Dabei bleibt sie nicht, wie Claire Goll meint, als eine Fadenzieherin im Hintergrund und schon gar nicht im Schatten ihres Mannes, sondern sie wird seine Macherin. Er sieht es genauso, ja, will es nicht anders. «Gala wurde zu einem fundamentalen Katalysator meines Lebens. Mein visuelles und affektives Gedächtnis wird durch sie transzendiert [...] Gala ist mir unentbehrlich, weil ich dank ihr mein Elixier herstellen kann, meinen Genuß und die Substanz der Kraft, die es mir erlaubt, mich selbst zu überwinden und die Welt zu beherrschen.»

Aber es gibt eben verschiedene Ansichten dieser Situation. Claire Goll nennt Gala kurzerhand und wegen eben dem, was das «Opfer» Dalí so an ihr schätzt, eine «Fanatikerin», die besessen sei, «von einem ungeheuren Machtwillen», die den armen Mann «unter ihr Joch gezwungen hatte». Gala teile die Welt in Getretene und Tretende, Trottel mit Geld und Gewitzte, die ihnen das Geld abjagen könnten. Sie habe arme Genies verachtet, die Idee des Künstlers als einem hilflosen Wesen sei ihr zutiefst zuwider gewesen. «Wenn es Salvador Dalí nicht gegeben hätte, so hätte Gala ihn erfunden», schreibt Goll.

Doch werden ihre schärfsten Kritiker – Zeitgenossen wie Biographen – ihr als Mensch, Muse, Mythos gerecht? Gala wird zum Mitglied der Surrealisten auf dem Umweg über Éluard. Dalí wird Teil dieser künstlerischen Avantgarde, weil Gala für ihn da ist. Allein wäre er höchstwahrscheinlich in Katalonien geblieben. Und es ist Gala, die in Alltagsdingen wie in seiner Kunst die Entscheidungen trifft und die täglichen Verrichtungen des gemeinsamen Lebens organisiert. Dalí ist unfähig, sich damit auseinanderzusetzen.

Es ist schwierig, die wirkliche Gala in all dem zu sehen und zu erkennen, was von verschiedenen Seiten, auch Dalí, geschrieben wurde. Dalí ist selbsterklärter Exhibitionist. «Ich entziehe mich den Blicken, indem ich sie auf mich ziehe, und im Schatten des herausfordernden Dandytums ziehe ich mich in das letzte Zimmer meines Palastes zurück, um ganz für mich allein mein Gold zu betasten», gesteht er. *Exhibitionismus* aber ist nach lexikalischer Definition eine vor allem bei Männern auftretende sexuelle Perversion, die sexuelle Erregung oder Befriedigung durch Entblößen und Zurschaustellen der Genitalien vor Personen des anderen oder des eigenen Geschlechts erlangt.

Im Gegensatz zu Dalí, dem Exhibitionisten, ist Gala diejenige, «die sich verhüllt», die sich maskiert und nicht zeigt. Es existieren nicht zufällig kaum Dokumente von ihr. Ian Gibson zitiert Amanda Lear, die späte Muse des Malers, Fotomodell, Sängerin und heute Fernsehmoderatorin. In ihren Erinnerungen über Dalí schreibt sie, Gala habe stets ein intimes, auf russisch verfaßtes Tagebuch geführt. Dalí selbst hat einmal behauptet, Gala schriebe ihre Memoiren und habe einen Verleger in den USA dafür gefunden. Das wäre allerdings eher erstaunlich, denn Gala ist diejenige, die schweigt und vorangeht. Fünfzig Jahre lang lebt sie an der Seite Dalís, äußert sich dazu aber niemals in der Öffentlichkeit. Aufzeichnungen von ihr brächten vielleicht sehr interessante Zusammenhänge ans Licht.

Aus den unzähligen Briefen, die Paul Éluard ihr schreibt, weiß man, daß zwischen beiden eine rege Korrespondenz existierte. Von ihr jedoch sind nur einige wenige Jugendbriefe an Éluard erhalten, als er im Ersten Weltkrieg an der Front war und sie in Paris. In einem seiner letzten Briefe vom 23.11.46 schreibt er: «Ich hoffe (ich bin sogar sicher), Du bist ebenfalls der Meinung, daß wir vermeiden sollten, von unserem intimen Leben Spuren zu hinterlassen, in diesem Sinne werde ich Deine Briefe zerreißen ...»

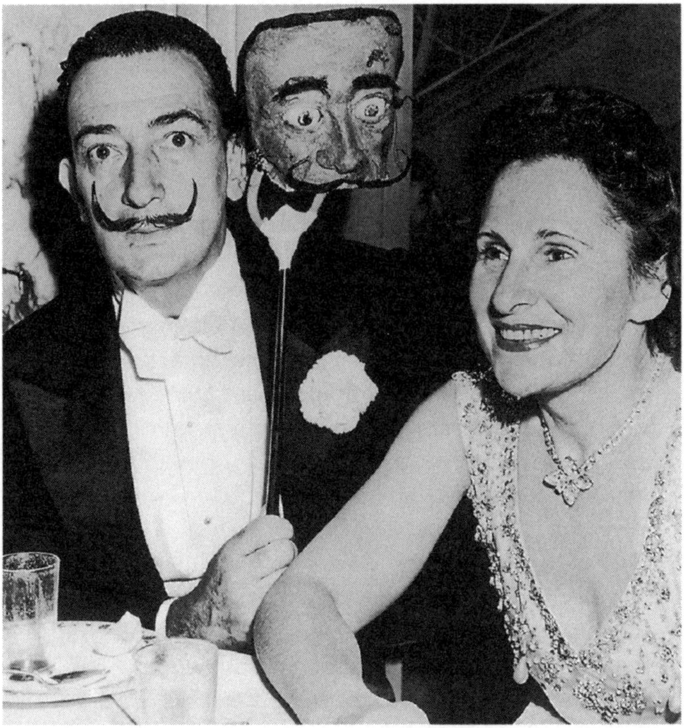

Dalí versteckt sich hinter seiner eigenen Maske. Er verbirgt seine Geheimnisse dadurch, daß er sich über jedes noch so intime Detail aus seinem Leben ungezügelt ausläßt. Sollte es also sein, wie er sagte? Entzieht er sich den Blicken, indem er sie auf sich zieht? Ein altes arabisches Sprichwort sagt: Wenn du etwas verstecken willst, versteck es im Auge der Sonne. Gibt es hinter aller scheinbaren Offenheit ein anderes, größeres Geheimnis?

Hier eine besondere Sensibilität des Dichters zu vermuten, wäre nur ein Aspekt. Die Art, wie Éluard den unglücklichen Akt der Vernichtung ihrer Briefe hier erwähnt: wie nebenbei, zwischen lauter anderen Dingen, die nichts damit zu tun haben, läßt vermuten, daß er mit seiner Entscheidung eher unsicher war. Der ganze Tenor seines Briefes lädt zu der Interpretation ein, er habe ihr nahelegen wollen, auch seine Dokumente zu vernichten. Es ist dabei merkwürdig, die Liebesbriefe Éluards zu lesen, die gerade durch die Abwesenheit der Antworten um so stärker werden, denn die fragmentarischen Spuren ihrer Anwesenheit suggerieren entsprechende Briefe von ihr. Gala, sagt man, verabscheute jede Art von Erinnerung, dennoch hob sie alles, was er ihr schrieb, viele Jahre lang auf – alle seine Briefe, Telegramme, Postkarten. Sie selbst jedoch bleibt *Gala Cachée*, die verhüllte Gala.

Dalí malte sie immer wieder in verhüllter, versteckter Form oder vom Betrachter abgewandt. Ebenso also, wie sie in fast allen seinen Bildern anwesend ist, entzieht sie sich gleichzeitig dem Blick und bleibt unsichtbar, unnahbar. Aber sie ist nicht nur die Fädenzieherin im Dunkeln, als die Claire Goll sie bezeichnet, Gala ist andererseits auch *Die sichtbare Frau*, wie Dalí 1930 in seinem so betitelten Buch schreibt, das sie orthographisch und stilistisch überarbeitet. Das Titelbild zeigt dazu dann nichts als die Augen Galas.

Ganz anders Dalí. In seinem Buch *Das geheime Leben des Salvador Dalí* stellt er sich so bloß, daß nach seiner Veröffentlichung nichts mehr geheim bleibt. Sein Exhibitionismus scheint seinen Geltungsdrang noch zu übertreffen. Und es erstaunt, mit welcher Akribie er alles aufdeckt, jeden verborgenen Winkel auszuleuchten scheint. Auch später in einem Interview in der dritten Ausgabe des spanischen *Playboy* tut er das. Bei einer Autofahrt nach Madrid, erzählt er dort, hielt man in *La Hostelería del Estudiante de Alcalá de Henares* an, um zu Mittag zu essen. Entgegen seiner Gewohnheit trinkt

Dalí etwas und geht zur Toilette. Von dort hört man ihn plötzlich rufen: «Sabater! Sabater! Sabater!» Gemeint ist Enrique Sabater, sein Sekretär und Leibwächter. Der Mann zieht seine Waffe und eilt hinaus, Dalí zu Hilfe zu kommen. Dieser steht am Pissoir. «Was ist geschehen, Don Salvador?» fragt Sabater. «Was soll schon passiert sein», entgegnet der Maler, «da meiner so klein ist, habe ich statt der Limousine ein Ei zum Pinkeln rausgeholt. So habe ich mir die ganze Hose naßgemacht! Schau dir bloß meine Hose an ...» Enrique Sabater muß zum Auto gehen und eine Hose aus dem Gepäck holen, damit der Meister wieder vorzeigbar ist.

Sollte es also sein, wie er einmal an anderer Stelle gesagt hat? Entzieht er sich den Blicken, indem er sie auf sich zieht? Ein altes arabisches Sprichwort lautet: «Wenn du etwas verstecken willst, versteck es im Auge der Sonne.» Ist die Offenlegung aller noch so intimen Details nicht letzten Endes ihr Verstecken? Gibt es hinter aller scheinbarer Offenheit ein anderes, größeres Geheimnis?

Dalí macht sein Vorgehen zur Methode. Amanda Lear, die er Ende der sechziger Jahre bei einem Abendessen in Paris kennengelernt hatte, rät er eines Tages, sie solle bei dem transsexuellen Image bleiben, das er ganz nebenbei von ihr erzeugt hat – es würde ihrer Karriere von Nutzen sein.

In Amerika schreibt er den Roman *Hidden Faces*, der zum erstenmal 1944 in englischer Sprache veröffentlicht wird. Es ist die Geschichte eines Pariser Adeligen, der den Untergang seines Hauses und seiner Ära erlebt. Gleichzeitig ist es eine Liebesgeschichte. Schon der Titel spielt an auf ein Verstecktsein, und in verschlüsselter Weise finden sich hier Menschen aus seinem Leben in Paris. Sie sind maskiert, kaschiert.

In seinem Gemälde *Der unsichtbare Mann* greift Dalí das Thema der Verschleierung wieder auf. Der Mann ist unsichtbar, er besteht aus Dingen, die nicht seine eigenen sind: seine Haare sind Wolken, seine Stirn ist eine kniende Frau, seine Augen sind Kugeln auf einem offenen Feld, die Arme sind nackte Frauen von hinten gesehen, seine Hände sind die Zwischenräume eines eierstockartigen Lüsters. Vorausschau oder Kommentar auf die Operation, der Gala sich unterziehen muß, als man 1931 ein Fibrom findet, das zur Entfernung ihrer Eierstöcke und Gebärmutter führt? Andererseits kann man dieses Bild als Kommentar zu Dalís Leben auffassen: Er selbst ist der unsichtbare Mann, Autor von *Hidden Faces*, der sich hinter den Kulissen des täglichen Lebens verbirgt, der sich im Auge der Sonne versteckt.

Die unsichtbare Frau und der unsichtbare Mann haben sich gefunden, aber sie zeigen sich, wo immer sie können. Alle Welt blickt auf sie.

Nach Amerika

«Amerika, Amerika!» schreibt Salvador Dalí. «Immer schon wollte ich nach Amerika. Diese Laune nahm fast kindische Formen an. Jedes Bild, das aus Amerika kam, habe ich wie wollüstig gewittert.»

Gala bittet ihn um Geduld und setzt gleichzeitig alles daran, ihn dorthin zu bringen, denn dort, das weiß sie, wird er wirklichen, den «großen» Erfolg haben und den Ruhm gewinnen, der ihm zusteht. Sind sie einmal dort, werden Gala und er die Amerikaner davon überzeugen, Dalí sei der führende, der größte, der einzig wahre Surrealist. Doch erst Ende 1934 fährt der Maler zum erstenmal über den Atlantik, und bei seinem zweiten Aufenthalt, im Dezember 1936, erscheint ein Foto von ihm, das Man Ray aufgenommen hat, auf der Titelseite von *Time Magazine*.

Doch noch ist es nicht soweit. Noch leben beide in Spanien, und nach dem Zerwürfnis mit Dalís Familie verbringen Gala und er die Weihnachtstage 1929 in Sitges, südlich von Barcelona. Von dort gehen die beiden frisch Verliebten im Januar 1930 nach Carry-le-Rouet in der Nähe von Marseille, schließen sich eineinhalb Monate lang in ihrem Hotel ein und verlassen das Zimmer nicht. Das einzige, worum sie sich kümmern: daß genügend Holz für den Kamin vorhanden ist, schreibt Dalí.

Man sagt von dem Paar, die beiden hätten nie miteinander geschlafen. Dann wieder sei es nur ein einziges Mal gewesen. Und bisweilen behauptet Dalí, sie hätten die «Nähmaschine» – so nennen beide den Geschlechtsverkehr – mit unerhörter Notwendigkeit immerzu gemacht. Was wahr ist, bleibt verborgen. Oder in der transparenten Dalí-Gala-Welt, wo es so lange erklärt und beschrieben wird, bis es unsichtbar geworden ist. Was sie in jenen Wochen an der Côte d'Azur tatsächlich getan haben, als sie das Zimmer angeblich nur verließen, um Brennholz zu besorgen, bleibt durchaus ihr Geheimnis. Dalí erzählt in einem seiner zahlreichen Interviews, mit Gala sei er zu einem schnellen und vollkommenen Orgasmus gelangt, der mit architektonischen Visionen von göttlicher Schönheit belebt gewesen sei.

Hauptsächlich seien es Kirchtürme gewesen, die er dann erblickte. Und sonst? «Gala legte uns die Karten. Sie sah Schwierigkeiten in unserer Zukunft», behauptet Dalí. Zwar ist das eine Angewohnheit, die sie bis zu ihrem Lebensende beibehalten werden – Gala legt für sie beide täglich die Karten –, aber es fällt schwer zu glauben, daß dies die einzige Aktivität des frischverliebten Paares geblieben sei. Dalí schreibt: «Als ich mich Gala näherte, entdeckte ich, daß ich in diesem Punkt normal war. Ich habe in meinen Orgasmen mit ihr alle visuellen Reichtümer zusammenströmen lassen.»

Das Hauptproblem des Liebespaares in jenen Tagen ist Geld, weder er noch sie haben welches. Das, was Gala immer am meisten geängstigt hat, ein Leben ohne Geld, scheint sie einzuholen. Sie beschließt, für ein paar Tage nach Paris zu reisen, um Geld zu besorgen.

In all der Zeit schreibt Éluard glühende Liebesbriefe und berichtet, wie er Geld beschaffen wird. Geld, Geld, Geld! Immerzu geht es in diesen Briefen um Geld, dessen Beschaffung, dessen Verlust, die Wege, wie es herangeholt werden kann. Dazu auch Lust, dann wieder Verzweiflung – fast nichts darüber hinaus. Gala bittet ihren Noch-Ehemann Éluard um Geld, und er verkauft Objekte und Bilder. Aber das scheint nicht gut zu gelingen, denn am 13. Januar schreibt er: «Es regnet, es ist kalt, die Taxis streiken, und Du fehlst mir (eine große Melancholie, eine große, ergebungsvolle

Leere).» Schon wenige Tage danach scheint sich das Blatt gewendet zu haben, Kunstgegenstände im Wert von etwa 30000 Francs stehen zum Verkauf, lustgeladen will Éluard sich auf den Weg machen und seine Frau besuchen.

Dabei gibt es längst Nusch in seinem Leben. Dalí behauptet 1976, sie sei sogar schon im Sommer in Cadaqués mit dabeigewesen. Später wird Nusch Éluards zweite Frau, und er lebt mit ihr zusammen und verehrt auch sie, schreibt ihr Gedichte. Doch jetzt ist er in Hochstimmung, weil er Gala sehen will: «Ich bin ganz besoffen bei dem Gedanken an jeden einzelnen Teil deines Körpers. Und alles, was Du tust, berauscht mich, alles, was Du tust, ist vollkommen», schreibt er.

Anfang Februar jedoch ist der Dichter wieder verzweifelt, denn die Dinge entwickeln sich nicht wie geplant, wieder schreibt er von großer Einsamkeit, bittet sie um mehr Briefe, Zuwendung und klagt über Migräne.

Was tut in der Zwischenzeit Dalí? Ist er eifersüchtig? Hat er Angst? Als Spanier und als eine von Phobien geplagte Persönlichkeit fürchtet er unter Umständen eine Konfrontation mit dem Ehemann seiner Geliebten Gala, der ständig ankündigt, er komme. Dalí faßt dies vielleicht als Drohung auf. Oder überläßt er sich bereits ganz der Frau, die versprochen hat: «Mein Kleiner, ich werde nicht mehr von deiner Seite weichen?» Was auch bedeutet: Ich werde dich beschützen.

Dabei brauchte er sich eigentlich keine Sorgen zu machen, denn Éluard schätzt ihn sehr, legt Wert auf seine Meinung, bittet ihn um seine Kritik und nennt ihn die «Denkmaschine».

Erstaunlich bei aller Leidenschaft und Verzweiflung in seinen Briefen an Gala ist Éluards ständige Bitte, bunte Postkarten zu schicken. Breton und er begeben sich sogar auf Reisen, um Postkarten zu erwerben. Die beiden Surrealisten sammeln vor allem Postkarten aus der Zeit der Jahrhundertwende. Doch es wirkt ein wenig befremdlich und mondän, wie oft seine Liebeserklärungen und Verzweiflungsschreie jeweils von Beschreibungen seiner bunten Postkarten durchsprenkelt sind.

Nach Sitges, Südfrankreich und Málaga halten sich Gala und Dalí 1930 zunächst wieder an der Costa Brava, dann in Paris auf. Den Sommer dieses Jahres verbringen sie erneut in Cadaqués, und Éluard, Nusch und René Char kommen und besuchen Dalí und Gala. Das Haus, die erste ‹Zelle› in Port Lligat, ist längst gekauft und wird langsam bewohnbar. Über die Jahre werden sie die ursprünglichen zwei Zimmer zu einem vielschichtigen Palast umbauen, es wird den Ort, an dem es steht, beherrschen und zur Pilgerstätte werden. Bis zum Auszug Galas ins Castillo de Pubol, das er ihr zum Geschenk macht, bleibt dieses Haus die Hauptwohnstätte und das Atelier des Paares. Dalí wird hier sterben, Gala getrennt von ihm in Pubol, wo sie auch beigesetzt ist.

Doch bis dahin werden noch viele Jahre vergehen. Während ihrer Aufenthalte in Cadaqués, aber auch sonst überall, wo sie sich befinden und wo Dalí arbeitet, beschäftigt sich Gala sehr aufmerksam mit seiner Malerei und ebenso mit seinem Schreiben. Es gelingt ihr 1930, das von Dalí geschriebene und illustrierte Buch *La femme visible (Die sichtbare Frau)* in den *Editions Surréalistes* zu veröffentlichen. Der Umschlag zeigt ein Foto von Galas Augen, diesen Augen, die laut Éluard Mauern durchdringen können. Doch die sichtbare Frau bleibt unsichtbar, es sind nur ihre Augen, die den Leser, den Betrachter, fixieren.

Sie korrigiert und hilft im Hintergrund, Dalí beginnt unter Galas Anleitung zu malen, und der Druck, den Gala auf seine Malerei ausübt, zahlt sich aus. Von 1931 bis 1933 hat er jährliche Ausstellungen bei Pierre Coll in Paris und zeigt dort Bilder wie *Die Unsichtbaren – Schlafende, Pferd und Löwe, Die Beständigkeit der Erinnerung, Der unsichtbare Mann.*

Für Dalís Einzelausstellung im Juni 1932 schreibt Paul

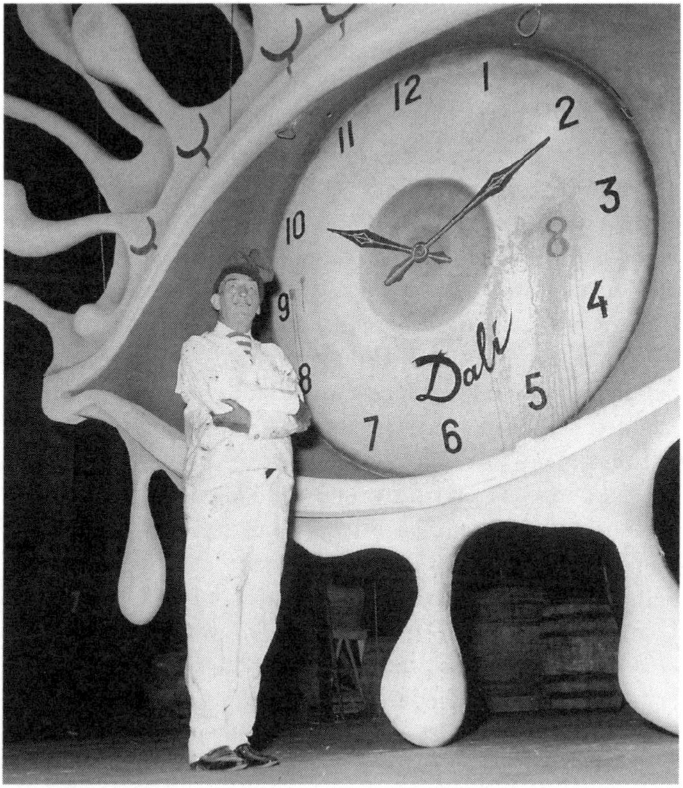

1931 entsteht das Gemälde *Die Beständigkeit der Erinnerung* oder *Die weichen Uhren*. Sie werden weltweit und für immer der Grundstein seines Ruhms, denn ohne Übertreibung kann man es das bekannteste surrealistische Bild aller Zeiten nennen. Und Dalí hat es tausendfach vermarktet oder auch mit anderen Kunstwerken, wie hier, auf sein berühmtestes Gemälde hingewiesen.

Éluard das Vorwort zum Katalog. Man arbeitet zusammen. Reist Dalí zu diesem Zeitpunkt auch noch nicht selbst nach Amerika, in diesen «unermeßlichen gotischen Roquefort», so werden Ende 1931 immerhin acht Gemälde und zwei Zeichnungen von ihm in einer Sammelausstellung in Connecticut präsentiert. 1932 hat er seine erste New Yorker Ausstellung in der Galerie Julien Levy, in der er *Die Beständigkeit der Erinnerung* (oder *Die weichen Uhren*) zeigt, das vom Museum of Modern Art erworben wird. Unter der Überschrift «Neue Generation» zeigt die Galerie Jacques Bonjean in Paris ebenfalls einige seiner Bilder. Dalís «paranoid-kritische» Methode, die auf Gedanken Hegels und Freuds aufbaut, ist inzwischen voll entfaltet. Er schreibt ein Drehbuch zu dem Film *Babaouo*, der jedoch nie realisiert wird.

Dalí und Gala sind aktiv, und der Weg über den Atlantik beginnt sich langsam zu öffnen. Gala arbeitet im Hintergrund und überwacht Dalís Malerei; sie ist immer an seiner Seite, hilft, greift ein, mischt Farben, besorgt Pinsel und Leinwände. Und ihr Dalí soll das malen, was sie erwartet.

Bedenkt man diese biographischen Realitäten, bleibt es erstaunlich, Gala wieder und immerzu als Kindfrau beschrieben zu sehen. Ist es nicht vielmehr umgekehrt? Ist es nicht gerade Dalí, der zum Kind reduziert wird, dem vorgeschrieben wird, was und wie er zu malen hat? Und wie vereinbart sich eine solch geradezu maternale Haltung mit dem Bild der Kindfrau? Eher ist Dalí der Kindmann, und das wird er zeit seines Lebens in seiner Beziehung zu Gala bleiben. Er ist derjenige, der von ihr, die voranschreitet, geleitet wird und sich voller Inbrunst leiten läßt. Er ist und bleibt in ihrem Diskurs ihr «petit Dalí».

Amanda Lear bestätigt, daß Dalí später, als sie ihn kennenlernt, niemals Geld bei sich hat. Auch in Restaurants ist es laut Lear immer Gala, die zahlt. Dann pellt sie Banknoten aus dicken Bündeln in ihren kleinen Ledertaschen, in denen alle Schecks und Bezahlungen für Bilder des Meisters verschwinden. Aus Furcht, schreibt sie, daß er es verlieren oder verprassen könnte, gibt Gala ihm nie Geld.

Dennoch kauft Dalí wie wild und ist besessen davon, sein Geld, sein Gold unter die Leute zu bringen. Er läßt alle Objekte, die er irgendwo erwirbt, in das jeweilige Hotel liefern, in dem sie sich gerade aufhalten. Die Empfangschefs gewähren Kredit und zahlen die Händler, bevor die Neuerwerbungen nach Port Lligat geschafft werden.

Das Phantastische ist ihm gelungen, denn in den späten sechziger und siebziger Jahren kennt ihn alle Welt, und er hat Kredit, wohin er kommt. Dalís Traum hat sich verwirklicht.

Doch 1930 ist auch das Jahr der endenden Freundschaft von Dalí und Buñuel. Der Filmemacher arbeitet nach dem Zwischenfall mit Gala im vorangegangenen Sommer alleine an dem ursprünglich gemeinsamen Projekt von *L'Age d'or (Das goldene Zeitalter)* weiter, ohne sich länger um Dalí zu kümmern, ja, er will ihn bei den Dreharbeiten schließlich nicht mehr dabeihaben. Viele Jahre später erklärt er und hält stets daran fest, Dalís Beitrag zum Film sei nur minimal gewesen. Und als Dalí den fertigen Film sieht, ist er bitter enttäuscht: «Das ist nichts weiter als eine Karikatur meiner Ideen», erklärt er. Bei der Uraufführung von *L'Age d'or* am 28. November 1930 im Studio 28 fehlt Luis Buñuel, denn er ist schon nach Hollywood abgereist ...

Es kommt zum großen Skandal. Das Kino, in dem *Ein andalusischer Hund* neun Monate lang mit großem Erfolg gelaufen ist, wird von rechtsradikalen Schlägertrupps wie den *Camelots du Roi* und den *Jeunesses Patriotiques* mit Holzknüppeln völlig verwüstet. Dalí ist anwesend, und nicht nur Kinomobiliar, sondern vor allem seine Gemälde in der Halle werden zerstört – zusammen mit Bildern von Max Ernst, Man Ray, Juan Miró und Yves Tanguy.

Dalí ist von den beiden Filmemachern der Leidtragende

der Premiere. Der Skandal sollte solche Ausmaße annehmen, daß der Polizeipräsident von Paris weitere Vorführungen verbietet, was zur Folge hat, daß man Dalí bereits gegebene Aufträge absagt und ihm gewisse Sympathien entzieht. Er hat sogar Angst, aufgrund des ganzen Aufruhrs aus Frankreich ausgewiesen zu werden. «Meine Feinde nach *L'Age d'or* waren alle, oder fast alle, außer Gala», schreibt er. «Alle sind gegen mich zu den Waffen geeilt, nachdem sie meine zersetzende und zerstörerische Macht gespürt hatten.» Die Wunde zwischen Dalí und Buñuel verheilt nie mehr.

Im April 1939 befindet sich Buñuel in Hollywood, wo er schon zuvor Filme über den Spanischen Bürgerkrieg drehte. Aber nun findet er sich ohne Arbeit, ohne ein Filmprojekt. Seine Mittel gehen zu Ende. Damals schreibt er zwei Briefe an Dalí in New York. Dessen Antwortbriefe sind 1996 zum erstenmal im Museo Nacional, Centro de Arte Reina Sofia in Madrid in der Ausstellung *Buñuel! La mirada del siglo (Buñuel! Der Blick des Jahrhunderts)* ausgestellt worden. Buñuel durchlebt offensichtlich ein zeitweiliges Tief, währenddessen badet Dalí in New York im Erfolg. *Life* schreibt über ihn, er sei einer der reichsten jungen Maler der Welt. Dalí hat zu diesem Zeitpunkt bereits beschlossen, sich zum Sieger der Stunde zu krönen und biedert sich bei Franco an. Wie sehr, das belegen die beiden Schriftstücke. Im ersten Brief hat Buñuel den Katalanen wohl noch nicht um Geld gebeten, denn Dalí ergeht sich in seiner Antwort nur in langen Schwärmereien über die Falangen, die Greueltaten der Roten und die Größe Francos *(el glorioso caudillo)* einerseits und in langen Tiraden gegen den Kommunismus andererseits. Gleichzeitig spart er nicht mit Prahlereien über seinen Erfolg und seinen Reichtum. Erst in seinem nächsten Brief, und ermutigt durch Dalís Aufschneidereien, fragt Buñuel ihn dann um Geld.

Die Antwort kommt unmißverständlich: «Ich kann Dir absolut gar nichts schicken», beginnt Dalí, «und das ist ein

Entschluß, den ich nach langem Zögern und Nachdenken getroffen habe.» Es folgen typisch Dalísche Erklärungen in typischer Dalíscher Orthographie: Seit drei Jahren beschäftige er sich mit seiner Zukunft, seinem Schicksal, mit prophetischen Träumen, der Astrologie, der angewandten Morphologie des «unmittelbaren Lebens». Er sei beseelt von «einem inhumanen frenetischen Egoismus, will sagen, zu dominieren, während ich lebe, in allen Situationen, mit maximaler Intensität (Lustprinzip nach Froid)». Dann die Offenbarung: «Alle Vorhersagen unt Erfahrungen dieser letzten Zeit sind dagegen, Dir Geld zu leihen – Bevor ich Deinen Brief erhielt, war mir das schon auf verschiedene Weisen angekündigt worden, besonders von einem der wichtigsten schweizer Medien, die im Moment in New York sind unt die mich sehr leihtet [...] Meine gegenwärtige Situation ist folgende – den Wilhelm Tell Komplex liquidieren, will sagen, Ende der Feindseligkeit mit meinem Vater, Wiederherstellung der großen Illusion familie sublimiert in den rassischen, biologischen Faktoren etc etc etc. Als Folge schicke ich fast alles, was ich kann nach Cadaqués (alles, was ich in diesem Sinne tue dient meinem eigenen zukünftigen Triumph – Gleichzeitig hat man mir geweissagt, daß ich von all jenen Mhiten angepumpt werde, die sich gegen die Idee der Familie stellen, unt von meinen ahlten Freunden repräsentiert werden.»

Éluard war besorgt über Dalís Hinwendung zum Faschismus, er solle ein anderes Thema als Hitler für seine Phantastereien finden, schrieb er an Gala.

Die folgenden Sätze verdeutlichen, daß für Éluards Besorgnis triftige Gründe existierten: «Seit Paracelsus (sehr gut!) und Nostradamus befindet sich das europäische Denken in einem phänomenalen Niedergang, den Negrin (halber Humanist) von neuem neben die VERGANGENHEIT stellt, neben ISABEL LA CATOLICA, geweihte Hostien, Melonen, Rosenkränze, die grauenvollen Verdauungsstörungen, die den Stierkämpfen vorausgehen, die Trommeln von Calanda, die Sardanas der ampurischen Strände unt alles unt alles – Negrin führte uns bis zum Erbrechen in eine sozialistische Mittelmäßigkeit, die die ‹Falangen› längst überholt haben – biologische spanische Realität.» Er schließt mit einer Zusammenfassung seiner Ziele: «Mein Leben mus sich auf Spanien unt auf die Familie richten. Systematische Destruktion des vergangenen Hinfantilismus repräsentiert durch die Freunde aus Madrid, Bielder ohne wirkliche Konsistenz. Es lebe der Individualismus der Haie (marquis de Sade), die die Schwachen fressen – NICTCHE – unt Ampurien, realist surrealist.» «SPANIEN IST EINE DICKE SACHE, BESTIMMT FÜR DIE ‹EGEMONIE DER WELT›. ARRIVA! SURREALISTA!»

Zum Schluß legt Dalí die Karten offen auf den Tisch und erklärt, warum er Buñuel nicht helfen will: «In der Vergangenheit war unsere Zusammenarbeit schlecht für mich, erinnere Dich daran, daß es mich Anstrengungen kostete, damit mein Name im Chien Andalu erwähnt wurde.»

Dalí verzeiht es Buñuel nie, daß sein Name bei der erneuten Vorführung des *Andalusischen Hundes* 1934 in Paris als Co-Autor nicht auftaucht. 1939 sieht er den Zeitpunkt der Rache gekommen, und er genießt sie ausgiebig.

1942 beschuldigt er Buñuel in seinem Buch *Das geheime Leben,* dieser sei als einziger für die antiklerikalen Elemente in *L'Age d'or* verantwortlich gewesen. Und er beschimpft ihn als Dickkopf und Kommunisten. Doch als der Film 1930 gedreht wurde, war Dalí ebenso antiklerikal eingestellt wie Buñuel. Und nun steht Dalí gut da und Buñuel schlecht. So soll es sein.

Aus einem weiteren Brief Buñuels an Dalí geht hervor, daß der Autor der ersten Fassung des *Andalusischen Hundes* Dalí war, wie er ständig versicherte und wie es der andere immerzu leugnete. Ein lebenslanger Streitpunkt kommt ans Licht und löst sich auf.

«Ich weiß, daß Buñuel und ich nicht sterben werden, ohne noch einmal eine Flasche Champagner aufzumachen und auf unser Wohl zu trinken», sagt Dalí sehr spät in seinem Leben. Als die beiden sich aber 1942 zum letztenmal sehen, treffen sie sich in der Bar des Sherry Netherlands Hotels in New York. Buñuel arbeitet am Museum of Modern Arts, und der gefeierte Dalí befindet sich auf Besuch in der Stadt. Buñuel möchte ihn am liebsten verprügeln, schreit ihm aber nur ein «Danke!» dafür entgegen, daß er im *Geheimen Leben* als dickköpfiger Trottel und Kommunist weggekommen ist. Dalí entgegnet ihm gelassen, er habe dieses Buch geschrieben, um sich selbst ein Denkmal zu setzen und nicht dem anderen.

Das Ende einer Freundschaft.

Zurück in das Jahr 1931: Dalí kämpft mit Gala an seiner Seite um seinen großen internationalen Durchbruch und leckt sich die Wunden nach dem Aufruhr bei der Uraufführung von *L'Age d'or*. Im selben Jahr erlangt Katalonien nach langen tumulthaften Debatten mit den Institutionen Spaniens die Unabhängigkeit. Dalí als Katalane und katalanischer Nationalist triumphiert. Die Spanier seien das irrationalste Volk des Abendlandes, behauptet er und zählt sich nicht dazu. Er sei Verfechter der katalanischen Hegemonie, und: «Eines Tages wird die Notwendigkeit der katalanischen Weltschau zur Allgemeingültigkeit erhoben.»

Sogar noch sehr spät, nachdem er schon Francoanhänger gewesen war, Royalist, Totalspanier, von anderen Nationalisten verstoßener Katalane und Wieder-Katalane, bricht zwischen Gala und ihm am 15. August 1981 ein heftiger Streit aus. Grund: Das Königspaar will nach Port Lligat kommen, um den Meister zu besuchen; und der trägt die *boina* auf dem Kopf, die typisch katalanische Kappe, mit der Dalí sich so oft schmückt. Gala reißt sie ihm vom Kopf, sie findet sie häßlich und hält sie im Angesicht von König und Königin für völlig unangebracht. Vor allem, nachdem allgemein erneute katalanische Unabhängigkeitsbestrebungen laut geworden sind. Sie sagt, das sei eine Provokation der spanischen Hoheiten. Dalí ist beleidigt. Er sei immerhin Katalane und in seinem Katalonien zu Hause. Dann setzt er die *boina* mit den Worten wieder auf, er müsse sie ohnehin tragen, «es sei denn, du willst, daß ich dem König die Verletzung zeige, die du mir mit dem Absatz deines Schuhs am Kopf beigebracht hast». Die letzten Jahre des Paares sind tumultuös und oft von Handgreiflichkeiten begleitet.

1932 wird ein wichtiges Jahr für Dalí-Gala. Er stellt sein Bild *Die Beständigkeit der Erinnerung* (oder: *Die weichen Uhren*) in New York aus. Der Kontakt mit Amerika ist somit zustande gekommen und in gewisser Weise der Grundstein zu seinem Ruhm gelegt – nicht nur in den Vereinigten Staaten, sondern weltweit, nicht nur 1932, sondern auf lange Sicht. Ohne Übertreibung kann man dieses Gemälde als das bekannteste surrealistische Bild aller Zeiten bezeichnen. Dalí hat es in der Folge tausendfach vermarktet, die «weichen Uhren» tauchen später in allen möglichen Formen überall auf der Welt auf, die Museum-Shops quellen über davon.

Im selben Jahr 1932 bildet sich auch die Gruppe Zodiac, was die immer noch angespannte finanzielle Lage des Paares entlasten helfen wird. Es soll Galas Idee gewesen sein, schreibt Etherington-Smith, die an den Prinzen de Faucigny-Lucinge herantrat und ihm das Projekt vorschlug. Die Gruppe setzt sich aus zwölf Mitgliedern zusammen, unter anderem aus illustren Namen wie Caresse Crossby, Julien Green, der Marquesa de Cuevas de Vera, Condessa Pecci-Blunt, dem Prinzen Felix Polo und dem Grafen de Noailles, Dalís altem Mäzen. Zodiac verpflichtet sich, jeden Monat ein Bild oder zwei Graphiken des Malers zu erwerben. In einer Auslosung wird bestimmt, wer in welchem Monat der jeweilige Käufer ist. Man trifft sich sodann im Atelier Dalís, wo ein kleines Dinner gegeben wird und eine Art Auktion stattfindet. Zodiac garantiert auf diese Weise den Dalís ein festes monatliches Einkommen und enthebt besonders Gala der beschwerlichen Laufereien durch Paris, wo die beiden die meiste Zeit des Jahres leben, um Geld zu beschaffen.

Gala ist unermüdlich, sie organisiert alles, was mit der künstlerischen Entwicklung Dalís zusammenhängt. Sie glaubt fest an das Genie des Malers, und jeden Tag nach dem Mittagessen begibt sie sich auf ihre Tournee durch Geschäfte, Werkstätten und Verlage, um ihnen Dalís Zeichnungen und Entwürfe für surrealistische und nützliche Gegenstände anzubieten, seine Schmuck- und Möbelskizzen.

Ein surrealistisches Objekt, so Dalí, ist ein vom praktischen Standpunkt aus absolut nutzloser Gegenstand, einzig zu dem Zweck geschaffen, Wahnsinnsideen und -phantasien auf phantastische Art mit einem Maximum an greifbarer Wirklichkeit zu materialisieren...

Gala ist unermüdlich, sie beschwert sich, soweit man etwas von Biographen und Zeitgenossen darüber erfährt, nie. Sie denkt nicht an die Vergangenheit und das sehr viel leichtere Leben mit Paul Éluard, der wohl nie zugelassen hätte, daß sie sich auf eine solche Weise betätigt. In ihrer Ehe ist er derjenige gewesen, der sich um Materielles kümmerte. War Gala auch viel unterwegs, so deshalb, weil sie wollte, nicht weil sie mußte. Dalí ist zu soviel Praktischem nicht in der Lage, hier ist sie dazu gezwungen, aktiv zu werden. Wenn sie völlig erschöpft nach Hause kommt, empfängt er sie eher wie ein verängstigtes, allein gelassenes Kind seine Mutter. Er spricht von seinen Ängsten, sie hört ihm zu und macht sich am folgenden Tag wieder auf den Weg.

Die Gruppe Zodiac beendet Galas Zeit als Handelsreisende in Sachen surrealistische Objekte. Wenige Jahre später, als sie längst in Amerika leben, wo Dalí weiterhin auch seine Objekte anbietet und mit großem Erfolg verkauft, wird sie die Tätigkeit erneut aufnehmen, aber dann ist der Begleittext perfekter, geschliffener und selbstsicherer, in den USA können Dalí/Gala aus dem vollen schöpfen.

Die surrealistischen Objekte bewirkten, schreibt er, daß die Leute ungehindert und ungeniert über ihre Phobien, Manien, Gefühle und Begierden sprächen, weil sie sie jetzt mit eigenen Händen greifen, sie manipulieren und mit ihnen operieren könnten. «Ich habe den Surrealismus anfaßbar gemacht!» tönt er in bezug auf seine Objekte. Die anderen Surrealisten seien in der Theorie steckengeblieben.

Er wird in Amerika als *Mister Surrealism* gefeiert und wettert gegen die Surrealisten, die er hinter sich gelassen hat, weil er sie zu diesem Zeitpunkt nicht mehr braucht. Nach seinen Objekten, behauptet er, erscheine nichts deplazierter, langweiliger und anachronistischer, als sich gegenseitig Träume zu berichten und in automatischen Diktaten des Unbewußten ungereimte Erzählungen zu schreiben. «Meine surrealistischen Objekte brachten die Traumperiode in Mißkredit, zu Fall und trugen sie schließlich zu Grabe.» Doch zu solch großen Tönen kommt es erst in der zweiten Hälfte der dreißiger Jahre. Im Paris des Jahres 1932 sieht es grauer aus und verzweifelter, ist das Einkommen jetzt auch garantiert.

Éluard bezeichnet Galas Aktivitäten als eine Arbeit unter menschenunwürdigen Bedingungen. Dabei ist Gala wohl zufrieden, hat es sie doch nie interessiert, nur Teil eines konventionellen Ehepaars zu sein. Auch die Muse von Louis Aragon, des anderen berühmten Surrealisten, Elsa Triolet, hatte einmal bemerkt: «Mit einem Mann muß einen mehr verbinden als die Liebe.» Éluards Dichtung fand ohne seine Frau statt. Mit Dalí dagegen weiß Gala, geht es um eine Interessengemeinschaft, hier werden Kräfte zusammengeführt, die in Kunstschaffen gipfeln. Dalí kann ohne sie nicht mehr malen. Gala inspiriert nicht nur die Arbeit des Malers, sondern sie korrigiert auch sein Werk, verbessert, streicht und fügt hinzu. Zum Teil wird hier surrealistische Kunst von

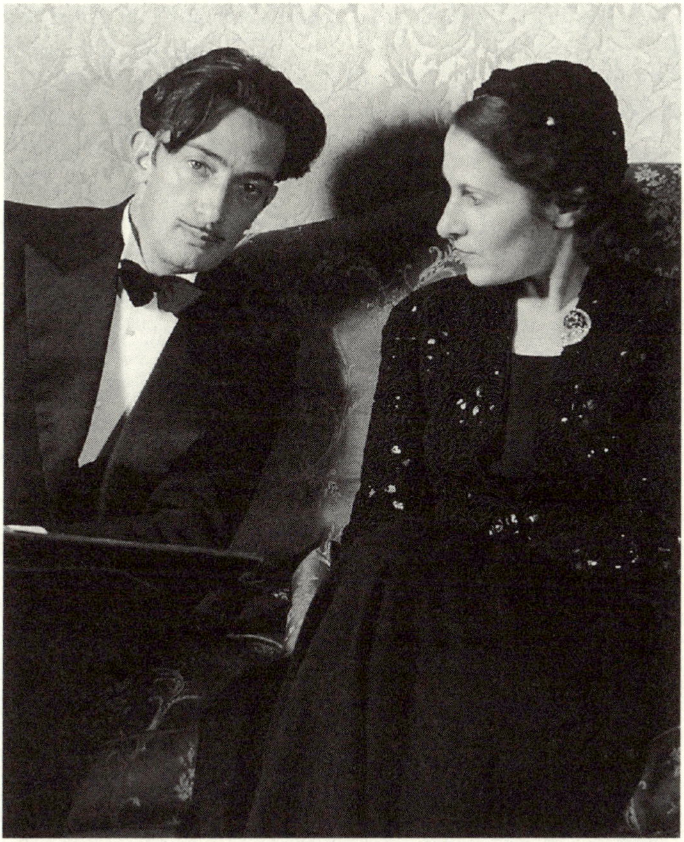

Bei ihrer ersten Amerikareise 1934 gab ihnen Picasso noch das fehlende Geld für die Überfahrt. 1937 jedoch tritt Dalí selbstsicherer auf. Er ist jetzt *Mr. Surrealism*. Nach seinem ersten New York-Aufenthalt sei der Surrealismus mehr und mehr mit ihm identifiziert worden, sagt er. In Paris dagegen hätten sich ganz normale Leute, eine Fauna ausgeflippter, ungewaschener Kleinbürger um die Surrealisten gesammelt. Damit will er nichts mehr zu tun haben. (Foto: Eric Schaal)

einer Nicht-Malerin gemacht. Dalís Gemälde stammen also teilweise aus Moskau oder Kazan, nicht allein aus Cadaqués oder Paris. Éluard war Éluard, häufig klagend, aber ein Macher, der sich um seine Kunst wie um den Lebensunterhalt ausschließlich selbst kümmerte. Dalí wird erst durch die Fusion mit Gala zum göttlichen Dalí: «Man nennt mich den Göttlichen.» Und zum Genie: «Ich weiß, daß ich ein Genie bin.» (Es ist bekannt, daß Bescheidenheit nicht zu seinem Repertoire öffentlicher Verlautbarungen gehörte.)

Gala erscheint allen Menschen, die mit ihr zu tun haben, als unsympathisch, kalt und so weiter. Die Liste negativer Eigenschaften ist beliebig lang. Aber zu Nusch, der neuen Frau im Leben Éluards, die er im August 1934 heiratet, ist sie offenbar freundlich und liebevoll. Auch die Fischer von Cadaqués haben nur Gutes über sie zu berichten. Und die Einwohner von Pubol, wo sie später ihr Traumschloß besitzt, danken ihr für ihre Großzügigkeit, denn sie finanziert alljährlich die gesamte *fiesta popular*, das Dorffest. Von Valentine Hugo weiß man, daß sie auf das Bitten Galas Geld nach Leningrad schickt, wo seit 1927 Antonina Diakonova mit ihrem Sohn Nikolai lebt.

Die frühen dreißiger Jahre sind bewegt, man reist viel, aus der vier mal vier Meter großen Hütte wird zusehends ein Haus. Doch mit beider Gesundheit steht es nicht zum Besten. Besonders Gala wird von Krankheiten geplagt. 1930 erkrankt sie in Málaga an einer Rippenfellentzündung. Paul beschwört sie zurückzukehren, denn er denkt, sie lebe dort in Spanien schlecht ernährt und unter unzureichenden sanitären Bedingungen. Sie bleibt.

Die Krankheit schwäche sie so, daß sie jenen von Raphael Kishner gezeichneten Elfen gleiche, die an Erschöpfung zu sterben scheinen, wenn sie an einer Gardenie riechen, die doppelt so groß und schwer ist wie ihr Kopf, erzählt Dalí in *Das geheime Leben*. Er malt indes ununterbrochen, als wolle er dafür sorgen, daß Geld ins Haus kommt, um Gala das Leben bieten zu können, das sie während ihrer Ehe mit Éluard und vielleicht auch als behütetes Kind in Moskau hatte.

Galas merkwürdig distanzierte Beziehung zu ihrer Tochter bleibt unverändert. Cécile lebt wieder bei der Großmutter in Paris. Das Kind lehnt sich gegen die Scheidung ihrer Eltern auf, aber die lassen sich durch sie nicht von ihren Plänen abbringen. Éluard schreibt oft von ihr und bezieht sie in seine Briefe mit ein: «Cécile wächst, wird dünn und melancholisch.»

Die Beziehung zwischen Éluard und Gala reißt noch nicht wirklich ab. Immer wieder einmal verschwindet sie aus Port Lligat. Nie ist klar, wohin. 1931 verbringt sie einige Tage mit Éluard an der Côte d'Azur. Später im Jahr besucht er sie in Vernet-les-Bains. Sie schreibt an die surrealistische Malerin und intime Freundin Éluards Valentine Hugo: «... ich habe mich über das Wiedersehen mit Paul sehr gefreut ...»

Allen dreien, Gala, Éluard und Dalí ist eine enorme Angst vor Krankheiten gemein. Éluard und Gala haben ihr ganzes Leben unter Schwächen und Krankheiten gelitten. Dalí wurde verfolgt von einer gewaltigen Angst besonders vor Geschlechtskrankheiten. Er sei besessen von erotischem Aberglauben, bekennt er in einem Interview. Schon in seiner Kindheit habe man ihm eine enorme Angst vor Huren eingejagt, um ihn vom Bordell und damit von der Gefahr einer Ansteckung mit grauenvollen venerischen Krankheiten abzuhalten. Sein Vater habe stets doziert, man sollte allen pubertierenden Jungen so lange Fotos von den Folgen der Krankheiten zeigen, bis sie von ihren Lüsten kuriert seien. Seinem Sohn hält er solche Fotos immer wieder unter die Nase.

So, behauptet Dalí, sei er eigentlich zum Voyeur und Masturbator geworden, zum «Voyeur von außergewöhnlicher Qualität». Es sei bewiesen, daß man auch einen eminenten sexuellen Hunger ohne den geringsten Körperkontakt befriedigen könne.

Er erinnert sich daran, wie Picasso eines Tages herausfand, daß sein Sohn zu Prostituierten ging. Er habe einen Totenschädel gemalt und ihn mit einer Sicherheitsnadel in die Unterhose des Jungen gepinnt.

In ihrem Haus in Port Lligat hatte Gala in späteren Jahren einen Medizinschrank, der seinesgleichen in einem Hospital gesucht hätte, nicht nur in bezug auf die Vielzahl der Medikamente, sondern auch mit Blick auf die unterschiedlichen Instrumente. In den verschiedenen Biographien wird ihr das als Übertreibung ausgelegt, doch wer Port Lligat kennt, wer selbst heute noch die Straße kennt, die von Figueres nach Cadaqués führt, kann sich vorstellen, wie es dort nach dem Krieg oder in den fünfziger Jahren aussah. Der schnellste und sicherste Weg zu einem Arzt oder einer Apotheke führte wahrscheinlich über das Meer nach Roses, der nächst größeren Stadt an der Costa Brava südlich von Cadaqués. Es scheint also nur natürlich, daß man, wenn man in der weiten Welt zu Hause ist und von Neuerungen auf medizinischem Gebiet weiß, eine gewisse Vorsorge trägt. Doch ihre Biographen halten sie unter anderem deshalb bald für obsessiv, bald für eine verzweifelte Hypochonderin. Noch ihre liebevollsten Gesten und Handlungen legt man ihr zur Last.

In bezug auf Krankheiten glauben beide, Gala und Dalí, daß Amerika die besten Ärzte habe. Jedes Jahr fahren sie bis ins hohe Alter in die USA, lassen sich untersuchen und alle Behandlungen dort vornehmen. Beide setzen unerschütterliches Vertrauen in die amerikanische Medizin. Was kaum erstaunt, besonders wenn man an das Spanien der Franco-Diktatur denkt, als das Land vom Rest der Welt weitgehend abgeschnitten war – jedenfalls bis weit in die sechziger Jahre hinein.

Beide leben bis ins hohe Alter äußerst gesund, weder Dalí noch Gala rauchen oder nehmen Drogen, meiden tunlichst jede Möglichkeit der Übertragung von Geschlechtskrankheiten oder auch jeder anderen Krankheit. Sie mögen keine Menschen, die Schuppen haben, sich kratzen, die spucken oder schlürfen, husten oder niesen. Gala verwahrt sich gegen all jene, die sie «ungewaschene Künstler» nennt; sie verabscheut jede Art von Bohème im klischeehaften Sinn.

So wirkt sie in späteren Jahren fast wie eine perfekte Surrealistin im Sinne Bretons, der schon in der revolutionären Phase des Surrealismus Drogen verpönt und bei aller Bejahung des Lustprinzips Ehe und Treue hochhält.

Der einzige, der stets über die Stränge schlägt, ist Paul Éluard, und er wird dafür von Breton ausgiebig gerügt. Éluard ist für die freie Liebe, geht ins Bordell zu Prostituierten und «entdeckt» den pornographischen Film für sich. In einem Brief an Gala vom Mai 1929 sagt er: «Der obszöne Film ist großartig! Einfach umwerfend. Eine richtige Entdeckung. Das unfaßbare Leben riesiger und prächtiger Geschlechtsteile auf der Leinwand, hervorspritzendes Sperma. Und das Leben des liebeshungrigen Fleisches, all diese Verrenkungen. Es ist wunderbar.» Als Voyeur stimmt er mit Dalí überein, was seine Besuche bei Prostituierten angeht jedoch nicht.

Den katalanischen Maler schrecken immer noch die Abbildungen von den Folgen venerischer Krankheiten aus dem Buch seines Vaters, und sie werden ihm bis ins hohe Alter nachgehen. Gala und Dalí schließen sich besonders im fortgeschrittenen Alter in einer völlig aseptischen Atmosphäre ein. Jeder Fremde könnte für sie der Überbringer schrecklicher Mikroben sein. Dies steht im krassen Gegensatz zu Galas angeblich ans Krankhafte grenzenden sexuellen Hunger.

Dalí erklärt Amanda Lear in den sechziger Jahren auf ihre Feststellung, daß sie Farben sähe, wenn sie LSD nähme, es sei eine Schwäche, erst unter dem Einfluß von Drogen Farben richtig sehen und schätzen zu können. Sie solle keine Drogen nehmen. Er selbst habe keine Erfahrung damit. Auch bei einem Treffen mit dem amerikanischen «Drogen-Papst» Timothy Leary in den Sechzigern bleibt Mister Surrealism nüchterner Beobachter, während der andere seine bewußtseinserweiternden LSD-Reisen unternimmt.

1933 malt Dalí *Das Rätsel Wilhelm Tell*. Es zeigt Lenin mit einer extrem verlängerten Hinterbacke, die von einer Krücke gestützt wird. «Hitler und Lenin», sagt Dalí, «erregten mich.»

Für die Mehrzahl der Pariser Surrealisten ist Lenin eine verehrungswürdige Figur, die hier von jemandem profanisiert wird, der schon mehrmals und wegen ähnlicher Blasphemien angeeckt ist. Doch nicht nur verspottet er Lenin in der Sicht der Surrealisten, sondern, schlimmer noch, er hält Lobreden auf Hitler. Dalí läßt unter anderem verlauten, er habe oft von Hitler als Frau geträumt, habe ihn gemalt, ihn als großen Masochisten gesehen, der die Welt ins Unglück stürzt, um sich selbst unter den Ruinen seines Reichs zu begraben. Er betrachtet Hitler als feminin und verbreitet sich über seinen fleischigen Rücken, in den die Lederriemen des Koppels schneiden. Er macht sich lustig über Hitlers Fetischisierung von Uniformen und Stiefeln, er portraitiert ihn, wie er sagt, als Amme, als korpulente Krankenschwester, die mit dem Rücken zum Betrachter in einer Lache auf dem Boden sitzt.

Da Dalí grundsätzlich die Provokation als Mittel einsetzt, um auf sich aufmerksam zu machen und Bekanntheit zu erlangen, ist schwer zu entscheiden, ob oder inwieweit er Hitler verehrte oder sich tatsächlich über ihn lustig machte.

Von Dalís später Gefährtin Amanda Lear erfährt man, er habe Lügen und Übertreibungen geliebt. «Je mehr die Leute lügen, desto besser gefällt es mir», sagte er ihr einmal.

Doch damals, zur Zeit von Hitlers Emporkommen im Nachbarland, reagiert Breton völlig humorlos. Statt zu lachen, statt die Implikationen zu verstehen, beruft er ein

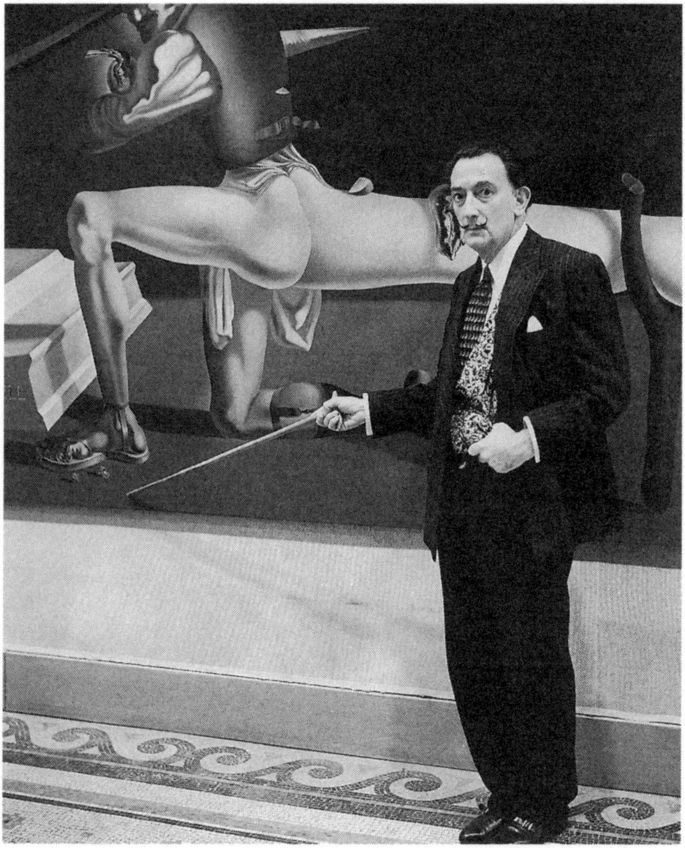

1933 malt Dalí *Das Rätsel Wilhelm Tell*; es zeigt Lenin. «Hitler und Lenin», sagt Dalí, «erregten mich.» Für die Surrealisten ist Lenin eine verehrungswürdige Figur, die hier von jemandem profanisiert wird, der schon mehrmals angeeckt ist. Breton gerät außer sich und veranlaßt Tanguy und Péret, mit ihm gemeinsam ins Grand Palais zu gehen, wo das Bild ausgestellt ist, um es zu zerstören. Aber es hängt zu hoch. Enttäuscht über das fehlgeschlagene Attentat am Bild läßt Breton Dalí eine Erklärung unterzeichnen, in der es heißt, er sei kein Feind des Proletariats.

Treffen ein, um Dalí aus der Gruppe der Surrealisten auszuschließen; er bezichtigt ihn der Unterstützung des Faschismus, der Verehrung Hitlers. Breton ist außer sich und veranlaßt Tanguy und Péret, mit ihm gemeinsam ins Grand Palais zu gehen, wo das Bild ausgestellt ist, um es zu zerstören. Mit ihren Spazierstöcken wollen sie das Gemälde durchlöchern, aber es hängt zu hoch. Enttäuscht über das fehlgeschlagene Attentat am Bild läßt Breton Dalí eine Erklärung unterzeichnen, in der es heißt, er sei kein Feind des Proletariats.

Schiebler nennt Breton einen humorlosen, verdrossenen Ideologen. Seine zeitweise Geliebte Valentine Hugo schreibt, Breton habe sich aus einem «außerordentlich enthusiastischen, verführerischen, charmanten Jüngling» in einen «strengen, alten Richter» verwandelt. Er will Dalís Ausschluß, und Anfang Februar kommt es, nur ein paar Tage nach Galas und Dalís Trauung, zum ersten «Tribunal» gegen den Maler.

Dalí ist Breton schon seit einiger Zeit ein Dorn im Auge, die Provokationen des Katalanen irritieren ihn. So hat er etwa eine Illustration für ein Buch Bretons mit einem masturbierenden Mann hergestellt (sein Lieblingsthema: Immer wieder schreibt Dalí darüber, wie und wo er onaniert. Einmal stellt er sich dabei seinen toten Vater vor, ein andermal erblickt er Kirchtürme, besonders den Turm der Kirche St. Narzissus in Girona, dann wieder erklärt er, er habe die Technik des Masturbierens nicht beherrscht und erst sehr spät erlernt), und der prüde Breton ist entsetzt, doch viel zu aufgebracht, um Dalí persönlich die Meinung zu sagen. Das muß Éluard brieflich erledigen.

Was Breton schließlich im Februar 1934 veranstaltet, wird für ihn zur Machtprobe. Er will Gala nicht dabeihaben, wartet ab, bis Éluard und Crevel Paris verlassen, bevor er mit der Inquisition beginnt, denn die beiden wären Dalís Fürsprecher gewesen. So sind alle Beteiligten am Tribunal erklärte Feinde Dalís, die ihm neben vielen anderen Vergehen vor allem seinen, wie sie es nennen, krankhaften Geltungsdrang vorwerfen.

Gala versucht, Éluard und Crevel aufzuspüren; sie halten sich in Nizza auf. Sie findet die beiden, aber wegen der schlechten Zugverbindungen können sie nicht rechtzeitig nach Paris zurückkehren. Ist es ihnen auch unmöglich, bei der Verhandlung gegen Dalí anwesend zu sein, so schreibt Éluard doch einen Brief, in dem er erklärt, Dalís Ausschluß werde die Gruppe spalten. In einem weiteren Brief an Gala erklärt er, Dalí müsse sich ein anderes Subjekt für sein Delirium suchen, denn seine Lobreden auf Hitler seien selbst im Lichte einer Dalíschen Weltsicht unannehmbar. Auch Tristan Tzara schließt sich dem Schreiben an Breton an.

Dalí dagegen hofft in bekanntem Größenwahn, daß er umgekehrt Breton stürzen könnte.

Das Tribunal findet im Café Cortâ statt ...

Dort ist alles dunkel, und an einem der Tische sitzt André Breton. Er trägt einen dunkelgrünen Anzug, ein grünes Hemd, grüne Krawatte, raucht eine grüne Pfeife. Er ist ein großer, kräftiger Mann mit vollem, langem Haar. Während er die Anklagerede führt, erscheint Dalí mit einem Fieberthermometer im Mund und angetan mit mehreren Schichten Kleidung, die er während der Verhandlung langsam, Schicht für Schicht, ablegt. Aus dem Hintergrund kommt die Stimme von Benjamin Péret, er verliest die Anklageschrift: Café Cortâ, Paris, im Februar 1934. Dieses Tribunal wurde einberufen gegen den Spanier Salvador Felipe y Jacinto Dalí Domenech, geboren am 11. Mai 1904 als Sohn von Don Salvador Dalí y Cusí und Doña Felipa Dome Domenech in Figueres. Dem Angeklagten werden die folgenden Vergehen zur Last gelegt: Herstellung des Gemäldes mit dem Titel: *Das Rätsel Wilhelm Tell*, ausgestellt im Grand Palais. Das Bild zeigt den nackten Wladimir Iljitsch Uljanow, genannt Lenin, auf einem Knie, mit einer eigentümlich verlängerten Gesäßbacke, die von einer Astgabel gestützt wird. Weiter hat der Angeklagte wiederholt öffentlich erklärt, Adolf Hitlers weichlichem Rücken und Nacken hafte etwas Erotisches an. Ankläger ist die Gruppe der Surrealisten unter Vorsitz von Monsieur André Breton.

«Wir klagen das Verbrechen an», fährt Breton dazwischen, «die Sicherheit des Geistes zu gefährden.»

«Gala sagte», entgegnet Dalí, «Sie könnten ebenso streng sein wie ein religiöser Orden.»

«Ein Vergleich zwischen den Surrealisten und einer klerikalen Institution ist absurd», schreit Breton.

«Gala meinte, ich müsse mich vorsehen.»

«Gala, Gala! Haben Sie nichts anderes im Kopf? Wie verhalten Sie sich zu der gegen Sie vorgetragenen Anklage?»

«Für mich ist der Traum die große Sprache des Surrealismus und das Delirium das großartigste Ausdrucksmittel der Poesie.»

«Ach! Ich sage Ihnen was, Dalí, die einfachste surrealistische Handlung besteht darin, mit Revolvern in den Fäusten auf die Straße zu gehen und blindlings soviel wie möglich in die Menge zu schießen.»

«Vom Träumen ausgehend, habe ich meinen Lenin komponiert.»

«Wer nicht wenigstens einmal im Leben Lust gehabt hat, auf diese Weise mit dem derzeit bestehenden Prinzip der Verdummung aufzuräumen, der gehört eindeutig selbst in diese Menge.» Er schaut Dalí lange an. «Sie sagten, der Traum sei die große Sprache des Surrealismus und das Delirium das großartigste Ausdrucksmittel der Poesie. Und Ihre Aussagen über Hitler? Ihre Lobreden? Unter anderem sagten Sie: Die Surrealisten sind die einzigen, die freundlich über Hitler sprechen können. Wie stehen Sie dazu?»

«Es ist wahr! Nur wir ...»

«Wie können Sie es wagen, uns mit in Ihre Hirngespinste zu ziehen!»

Dalí trinkt inzwischen ein Glas Pastis, legt ein weiteres Kleidungsstück ab: «Ach Hitler, Hitler! Mag sein, er ist ein Rasender, doch vergessen Sie nie, daß er so unzureichende Ziele verfolgt wie die deutsche Hegemonie und den Sieg einer Rasse. Das ist lächerlich. Ein wahrer Krieg braucht Herren ohne Ziel. Männer, die weder für das Gute noch für das Böse wirken, sondern für die Erkenntnis, für die Verbesserung der menschlichen Seelenstruktur in jenen kriegerischen Explosionen von Leid, Lust und Qual.»

Bei diesem Tribunal wird Dalí nicht ausgeschlossen, nur abgemahnt, Breton verliert. Dabei provoziert Dalí ihn so sehr, daß er fast seine grüne Pfeife zerbissen hätte. So pocht Dalí auf sein Recht, Breton und sich selbst beim homosexuellen Geschlechtsverkehr zu zeichnen oder zu malen, was dem Surrealisten-«Chef» die Fassung gänzlich raubt. Schließlich fällt Dalí vor ihm auf die Knie und schreit, er sei kein Feind des Proletariats. Er fleht sie alle schluchzend an und faltet die Hände: «Ich bin kein Feind des Proletariats!»

Dalís Ausschluß aus der Gruppe findet erst 1948 statt, aber zu diesem Zeitpunkt ist ihm das längst gleichgültig, denn er braucht die Gruppe nicht mehr. Seine persönliche Karriere ist an einem ersten Höhepunkt, er wird in Amerika als *Mister Surrealism* gefeiert und lebt dort acht Jahre mit gewaltigem Erfolg.

Vierzehn Jahre zuvor, beim ersten surrealistischen Tribunal, sah dies noch ganz anders aus. Hier mußte der Maler alles daransetzen, in der Gruppe bleiben zu können, denn er brauchte sie, um selbst als Künstler Bekanntheit zu erringen. Die Surrealisten nützen seinem Ruhm, der wiederum seiner Geld(Gold)gier dient. Dalí ist viel zu sehr Individualist und auch viel zu geltungsbedürftig, um etwa aus anderen Gründen einer Gruppe anzugehören und sich so starken Vorgaben zu unterwerfen, wie Breton sie macht.

Dalí lebt bereits in der einzigen Gruppe, die er zeitlebens braucht – er lebt mit Gala. Dalí/Gala ist seine Gruppe. Mehr nicht.

Die Pariser Surrealisten würden seine Freiheit auch und vor allem in bezug auf seine Arbeit beschneiden. Viele hatten das bereits erfahren. Andere, wie die argentinische Malerin Leonor Fini, die Breton gut kannte und sich weigerte, sich von ihm unterjochen zu lassen, lehnten es gänzlich ab, der Gruppe beizutreten und blieben gelegentliche Besucher. Es war Gala, die erkannte, wie wichtig Dalís Beitritt für seine Karriere war, deshalb arrangierte sie alles über Éluard. Dalí also gebrauchte mit der Hilfe Galas die Gruppe für seine persönlichen Ziele. Aber das galt ebenso für andere Mitglieder, die erkannt hatten, wie wichtig ihre Zugehörigkeit für ihr Weiterkommen war.

Der Meister nahm viele Jahre später, als seine Position in Amerika gefestigt war, kein Blatt vor den Mund und verbreitete sich über die Surrealisten: «Meine malenden Zeitgenossen sind dazu verurteilt, ihre überspezialisierten Bilder zu wiederholen. Ihre Leinwand kann nichts anderes aufnehmen als ihre Manier, das Alibi einer miserablen Technik. Ich nicht.» Dann spricht er über den Surrealismus und seine «schlimmsten» Konkurrenten, die Abstrakten, dank derer wir «eine Periode der totalen abstrakten Kunst erleben, die finstere Nacht des heiligen Johannes vom Kreuz, das Nichts und das Schwarz. Danach werden wir voller Begeisterung die konkretesten Bilder wiederentdecken.» Was in der Dalíschen Kosmologie bedeutet: seine Bilder.

War Dalí Faschist? Um diese Frage zu beantworten, müßte man Dalí eine mehr oder weniger bewußte politische Reflexion nachweisen können. Er provozierte die linksgerichteten Surrealisten und wollte sie aus der Fassung bringen. Ob er sich selbst jedoch irgendwann für irgend etwas außer ihm selbst engagierte, darf bezweifelt werden. Er hielt sich wahrscheinlich selbst für allmächtig, wie ein Kind, das alles macht und alles will und nie glaubt, ihm könnte wirklich etwas zustoßen. So sitzt er 1924 einmal in Figueres und Girona vierzig Tage im Gefängnis, weil er anarchistische Aktivitäten unterstützt haben soll, wieder ein andermal ist er Royalist, dann nennt er Franco seinen intimen Freund und ist dabei gleichzeitig von der Notwendigkeit der katalanischen Hegemonie überzeugt. Einmal in den USA hat Dalí sofort erkannt, als welche Bedrohung die Amerikaner den Kommunismus empfinden, und er spielte mit Galas Hilfe die linken Ambitionen der Pariser Gruppe dort aus, um sich selbst als den Gemäßigten in den Vordergrund zu bringen. Was er in ähnlicher Weise schon mit Buñuel getan hat. Tatsächlich schließt Dalís immense Angst vor dem Verlust seiner Freiheit jeden politischen und ideologischen Standpunkt aus. Es sei denn, er diente seinem persönlichen Vorteil. Gäbe es diese politische Partei, er wäre Ehrenmitglied der Opportunisten. Dennoch scheint er sich im Laufe seines Lebens zu verwandeln – von einem jungen Mann, der an soziale Gerechtigkeit, der an seine Leute, die Katalanen, glaubt und die Welt verändern will, zu einem opportunistischen und dem Faschismus sehr nahe stehenden Mann, der Verlautbarungen von sich gibt, die unerklärlich und unverzeihlich bleiben. Sein enormer Erfolg in den USA gibt ihm den letzten Stoß in diese Richtung. Wie so viele, die sich für Faschistisches begeistern, ist Dalí ein schwacher Mensch, der in der besonderen Verbindung mit dem iberischen Machismus den starken Mann spielt. Darüber hinaus könnte es sein, daß Dalí nicht der Weltbürger war, der er sein wollte. Er lebt in Amerika und träumt vielleicht von zu Hause – Katalonien, Cadaqués, der Costa Brava. In seiner gesamten amerikanischen Zeit malt er nicht ein einziges wichtiges Bild. Wahrscheinlich braucht er Cap Creus, um künstlerisch arbeitsfähig zu sein. Er will zurück nach Spanien, koste es was es wolle. Der Preis ist nicht hoch: Er muß nur dem Surrealismus abschwören, dieser «entarteten Kunst», muß den Franco-Faschismus akzeptieren und sich zum katalanischen Christen bekehren – was er dann tun wird.

Am 4. Oktober 1934 ruft die Gewerkschaft *General de Trabajadores* den Generalstreik aus. Dem sind am 1. Oktober heftige Kontroversen im spanischen Parlament vorausgegangen, die zum Rücktritt der Regierung geführt haben. Es brechen Unruhen in Madrid, Barcelona und Asturien aus. In Barcelona kämpfen vier Parteien um die Führung, unter ihnen die Bürgerpartei mit dem Präsidenten der katalonischen Generalität Lluis Companys, der am Abend des 5. Oktober die Unabhängigkeit Kataloniens ausruft, den *Estat Català* innerhalb einer *República Federal Espanyola*. Er will das allgemeine Chaos des Generalstreiks nutzen, beugt sich dabei auch dem Druck der anderen Parteien – Separatisten und Anarchisten –, um die Unabhängigkeit der nordspanischen Provinz durchzusetzen.

Dalí hält sich zu dieser Zeit in Barcelona auf, um einen Vortrag über den Surrealismus zu halten. Durch die sich überstürzenden Ereignisse kommt es nicht dazu. In den Straßen wird geschossen. Companys' Unabhängigkeitserklärung ist verfrüht, die erwartete Unterstützung trifft nicht ein, sondern Madrid-treue Soldaten umstellen die Generalität an der Plaça San Jaume und verhaften ihn und seine Gefolgsleute. Er wird zu dreißig Jahren Gefängnis verurteilt, die er allerdings nicht abbüßt, denn die Ereignisse des Oktobers 1934 führen in gerader Linie zum Spanischen Bürgerkrieg, der 1936 offen ausbricht. Companys geht ins Exil nach Frankreich, wird aber im Zweiten Weltkrieg von deutschen Truppen an Spanien ausgeliefert und am 15. Oktober 1940 in Barcelona hingerichtet.

Dalí verläßt 1934 das Land so schnell wie möglich. Konflikte dieser Art sind nichts für ihn: Am Morgen des sechsten Oktober weckt ihn sein Galerist Josep Dalmau, besorgt einen Wagen und einen Fahrer, der ihn über die Grenze nach Frankreich bringen soll. «Auf meiner Flucht aus Spanien erlebte ich eine historische Nacht. Eine historische Nacht ist eine völlig idiotische Nacht wie jede andere auch, die Leute singen vielleicht ‹An der schönen blauen Donau› und spielen ein bißchen Tischtennis, und man läuft vor allem Gefahr, erschossen zu werden», schreibt er später darüber. Glaubt man ihm, entkommt er nur knapp einer Exekution durch die bewaffneten Milizen an einer der unzähligen Straßensperren, die sie passieren. Doch Gala und Dalí erreichen den Grenzort Cerbère ohne weitere Probleme. Weniger Glück hat ihr Fahrer, auf der Rückfahrt nach Barcelona wird er von einer Maschinengewehrsalve tödlich getroffen.

Bis auf einen kurzen Besuch bei seinem Vater 1940 kehrt Dalí bis 1948 nicht mehr nach Spanien zurück. In Paris malt Dalí sein Bild *Weiche Konstruktion mit gekochten Bohnen: Ahnung des Bürgerkriegs*. Gala und Dalí sind jetzt besessen von der Idee, Europa zu verlassen.

Ende 1934 ist es endlich soweit. Am 21. November eröffnet die New Yorker Galerie Julien Levy seine Einzelausstellung. Einzig das Geld für die Überfahrt fehlt. Gala leiht, treibt ein und bringt schließlich mit der Hilfe Picassos, der ihnen das letzte Geld gibt, den Betrag für die Reise zusammen. In Le Havre schiffen sie sich an Bord der *Champlain* nach New York ein. Dalí ist der verängstigste Passagier an Bord. Er liegt mit Schwimmweste in der Kabine und liest. Beim Probealarm ist er als erster an Deck, und er zwingt Gala, ebenfalls mit Schwimmweste zu leben. Für ihn bedeutet das Verlassen festen Landes einen unaussprechlichen Horror; das Schiff scheint ihm schadhaft und außerstande, ihn sicher über die weite Strecke zu tragen. Glaubt man ihm, betrank er sich während der Fahrt mit Champagner, um seine Ängste in Schach zu halten.

An Bord befindet sich auch die Amerikanerin Caresse

Crossby, Sammlerin und Verehrerin des Surrealismus und Mitglied der Gruppe Zodiac. Als surrealistische Aktion und weil sie Dalí schätzt und seine Besessenheit in bezug auf Brot kennt, bringt sie den Bäcker an Bord dazu, ein zwei Meter langes Brot für ihn zu backen.

Brot, jenes für Dalí magische Material, von dem er sagt, er denke keineswegs an den Unterhalt für große Familien, wenn er Brot sage; sein Brot sei grausam antihumanitär, mit seinem Brot räche sich der Luxus der Phantasie an dem Nützlichkeitsdenken der Welt der praktischen Vernunft. Dieses Brot trägt er dann publicityträchtig unter dem Arm, als er in New York von Bord geht. Einige Reporter haben sich eingefunden, diesen Mann zu interviewen, der seine Frau mit rohen Kotelettes auf den Schultern gemalt hat. Dalí hält ihnen französisch-spanische Vorträge über Brot: «Brot ist aristokratisch, ästhetisch, paranoid, kultiviert, phänomenal, lähmend, überevident.» Es sei das Brot, das die Hände seines Hirns monatelang geknetet hätten.

Doch das Interesse der Presse bei dieser ersten Ankunft in der Neuen Welt ist recht mäßig. Dalís Ausstellung bei Levy vom 21. November bis zum 10. Dezember wird allerdings ein Erfolg. Er zeigt Bilder wie *Atavismus des Zwielichts, Landschaft mit rätselhaften Elementen, Kardinal, Kardinal!* (auf dem eine barbusige Gala vorkommt) und *Die Beständigkeit des schönen Wetters*. Dalí wird gefeiert, man gibt Parties, Essen, Cocktails. In Wadsworth Atheneum, Connecticut, hält er einen Vortrag, in dem er erklärt: «Der einzige Unterschied zwischen mir und einem Verrückten besteht darin, daß ich nicht verrückt bin.»

Gala schweigt meist, sie spricht kein Wort Englisch, ebenso geht es Dalí. Und so brauchen sie für alles, was sie mitteilen wollen, einen Dolmetscher. Auch hier ist Gala bei allen Verhandlungen mit den Händlern dabei, sie organisiert die Verkäufe, macht Preise. Sie ist die beste und wirksamste Sachwalterin ihres Mannes, auch wenn sie die Landessprache nicht beherrscht und sich nur auf französisch oder mit Hilfe eines Dolmetschers verständigen kann.

In den USA, das wird den beiden schon nach kurzem Aufenthalt klar, lebt es sich anders. Dort gelten die Regeln des alten Europa nicht, hier ist es unerheblich, ob Dalí und Gala kirchlich getraut sind oder nicht, hier existieren keine Vergangenheitsnostalgie und keine antiquierten Regeln, hier dürfen sie für ihre Zukunft experimentieren. Und das tun sie ausgiebig.

Dalí ist verliebt in New York und das, was das amerikanische Leben ihm zu bieten hat. New Yorker Poesie, schreibt er, sei keine Pseudopoesie, sondern wahre Poesie, kein mechanischer Rhythmus, sondern Löwengebrüll; sie sei eine Orgel, gotische Neurose, Sehnsucht nach Orient und Okzident, künstlicher Vampir – so alt und so kraftvoll wie die Welt. Es sei die Poesie, die schon immer dagewesen sei. Ihre Stärke liege in dem höchst gallertartigen, paradoxen Wesen der wahrhaften Fleischlichkeit.

Am 18. Januar 1935 veranstalten Caresse Crosby und Joella Levy im Coq Rouge in New York einen Maskenball zu Ehren Dalís. Der Meister selbst hat die Einladung gezeichnet, aber Gala stiehlt ihm die Schau. Dalí verkleidet sich als Dalí, er hat eine Vitrine vor der Brust, in der sich eine Krücke befindet. Doch das Kostüm Galas provoziert einen Skandal.

Surrealismus ist das Thema der Veranstaltung, und unter diesem Schlüsselwort geht der Ball durch die Regenbogenpresse bis nach Frankreich. Gala trägt an diesem Abend einen Rock aus rotem und eine Bluse aus grünem Zellophan, die ihren Körper einschnüren, ihre Frisur zeigt ein Zelluloid-Baby, das von Ameisen zerfressen und dessen Kopf von einer fluoreszierenden Languste zerstört wird; dazu trägt sie schwarze Flügel und weiße Handschuhe.

Der Mord am Baby des populären Fliegerehepaares Charles und Anne Morrow Lindbergh ist in Amerika noch nicht vergessen, die Mörder stehen unmittelbar vor ihrer Verurteilung. Am Tag nach dem surrealistischen Ball ist in der Presse die Schlagzeile zu lesen, die Dalís schmückten sich mit dem «blutverschmierten Abbild des Lindbergh-Babys!» Der Skandal ist perfekt. Von da an wird der Surrealismus in den Vereinigten Staaten ein für allemal mit den Personen von Salvador und Gala Dalí assoziiert. «Ich war nicht mehr Herr meiner selbst», schreibt Dalí, «von da an wurde der Surrealismus immer mehr mit mir verbunden, und bald schon würde er nur noch ich selbst sein.»

Der erste Schritt nach Amerika ist getan, und Gala baut das Image des Super-Surrealisten weiter aus. Ihr sind Gruppen immer verhaßt gewesen, und mit einem Dalí, der als DER Surrealist gilt, lebt es sich für sie besser als mit den Vorschriften und Regeln eines Breton oder Aragon, diesem kleinen Robespierre, wie Dalí ihn einmal nannte. Gala hat Salvador Dalí aufgebaut; sie hat ihn vom Wahnsinn geheilt, jetzt wird sie ihn von seinen Ängsten befreien und ihn zum Triumph führen.

Dalí erklärt einmal, was es genau bedeutet, wenn er sagt, Gala habe ihn vom Wahnsinn geheilt. Im Zentrum seiner Phobien stehen sexuelle Wahnvorstellungen, Furcht vor Krankheiten und die Angst zu versagen. Sehr lange habe er sich nach falschen kindischen Theorien, Befürchtungen und idiotischen Ängsten gerichtet, und davon habe Gala ihn durch ihre Präsenz, durch ihre offene Sexualität geheilt. Ohne sie wäre er verrückt geworden. Amerika hilft ihm weiter bei dieser Selbstfindung. Hier stellt sich wieder die Frage, inwieweit die beiden eine normale sexuelle Beziehung gelebt haben oder nicht. Wie konnte sie ihn mit ihrer Sexualität heilen, wenn sie, wie manche Aussagen nahelegen, doch nie miteinander verkehrten? Vielleicht muß man sich dazu an Dalís Ausspruch von der Befriedigung ohne den geringsten Körperkontakt erinnern ...

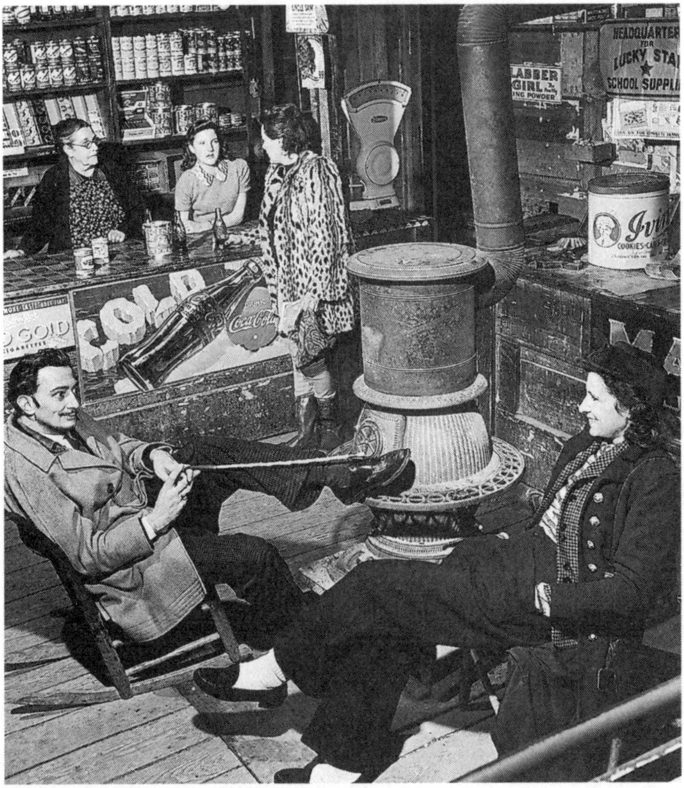

1939, bei seinem dritten USA-Aufenthalt, springt Dalí durch die Schaufensterscheibe eines Warenhauses. Das bringt ihm die Aufmerksamkeit der Weltpresse, und der Name Dalí gräbt sich der Welt ins Gedächtnis. Seine Gier nach Ruhm und Gold veranlaßt auf der anderen Seite des Atlantiks Breton, das Anagramm *Avida Dollars* auf ihn zu dichten, was soviel wie «hungrig auf Dollars» bedeutet. Scrabble für Surrealisten.
(Foto: Eric Schaal)

International bekannt wird Dalí, als er 1939 bei seinem dritten USA-Aufenthalt in New York durch eine Schaufensterscheibe des Warenhauses *Bonwit Teller* springt, weil eine von ihm entworfene Schaufenstergestaltung nicht so ausgeführt worden ist, wie vorgesehen. Dieser Sprung durch die Glaswand bringt ihm die Aufmerksamkeit der Weltpresse, der Name Dalí gräbt sich ins Gedächtnis – nicht nur als exzentrischer Künstler, sondern ebensosehr als Ereignis, als Spektakel für die Boulevardblätter. Im allgemeinen sind die USA gut zu ihm, und er muß keine spektakulären Protestaktionen mehr unternehmen. Er erhält große Aufträge, man kauft seine Entwürfe und Objekte, seinen Schmuck, er gestaltet den Pavillon für die New Yorker Weltausstellung, und die Metropolitan Opera nimmt seine Bühnendekoration und seine Kostüme für das Ballett *Bacchanale*, die er ursprünglich für die *Ballets Russes* in Monte Carlo entworfen hat. Amerika behandelt ihn mit Respekt, Amerika feiert ihn und öffnet ihm alle Türen. Und als Frankreich von Hitler überrollt wird, kehrt er zunächst für kurze Zeit nach Spanien zurück, um seinen Vater zu besuchen. Er schifft sich bald in Lissabon wieder ein nach Amerika, wo er mit Gala die nächsten acht Jahre zumeist in Pebble Beach, Kalifornien, verbringt.

Im amerikanischen Exil beginnen Gala und Dalí, Dalís Kunst total zu vermarkten. Mußte Gala in Paris noch mit seinen Objekten von Tür zu Tür gehen, so verkauft er hier alles mit Leichtigkeit. Dalí produziert schließlich en gros, denn er braucht Geld (Gold), um überleben zu können, das heißt, nicht im Wahnsinn zu verkommen, wie er selbst das nennt. Natürlich unterlegt er all seine Taten mit einer Theorie, und so betrachtet er seine Massenware, seine Lithographien, Werbung, Objekte, Zeitschriften et cetera als surrealistische Subversion. Seine Anhänger honorieren ihn, und er hält sie zum Narren. Nur hängt er andererseits viel zu sehr an eben diesen begüterten Käufern seiner Kunst und auch von ihnen ab, um sich tatsächlich über sie lustig zu machen. Jedoch «kretinisiert» er seine Bewunderer, und je begeisterter sein Publikum, um so größer sein Spott. Er überzeugt die amerikanische Welt davon – tatsächlich ist es Gala, der dies gelingt –, das eine oder andere völlig abstruse Objekt sei große Kunst.

Ian Gibson schreibt, Dalí habe in all den Jahren in Amerika kein nennenswertes Werk geschaffen. Alles, was er hervorgebracht habe, sei im Oberflächlichen steckengeblieben. Er habe sich, meint Gibson, zu sehr nach seiner Costa Brava zurückgesehnt, sei zu sehr von der Landschaft des Cap Creus abhängig gewesen, als daß er in den USA Schöpferisches hätte leisten können. Dort malt er sehr viele eher mittelmäßige und teilweise verkitschte Portraits und Bilder wie zum Beispiel *Bildnis Madame de Ortiz-Linares, Bildnis Frau Isabel Styler-Tas, die Sängerin Claire Dux* und 1943 eine *Madonna* – seine erste völlig kitschige Hinwendung zur religiösen Malerei, die er bei seiner Rückkehr nach Europa erheblich ausbauen sollte.

Immerhin findet von November 1941 bis Januar 1942 im Museum of Modern Art in New York eine große Retrospektive mit dreiundvierzig Gemälden und siebzehn Zeichnungen von Salvador Dalí statt. Die Ausstellung wandert bis 1943 durch verschiedene amerikanische Städte, macht ihn überall bekannt und begründet seinen eigentlich künstlerischen Ruhm in Amerika und in der westlichen Welt. Malt er dort auch wenig, so schreibt er viel. Er verfaßt *Das geheime Leben des Salvador Dalí* und den Roman *Hidden Faces*.

Diesen Roman widmet er Gala, die ihn inspiriert, ihm als Spiegel gedient, die reinste Geometrie der Gefühlsästhetik gespiegelt und ihn bei seiner Arbeit geführt habe. Außerdem ist Gala die einzige, die sich in Dalís Handschrift, seiner Syntax und Rechtschreibung zurechtfindet und daraus ein Manuskript zu machen versteht. Was er schreibt, ist meist völlig unleserlich, es gibt weder Interpunktion noch Absätze und

Orthographie. Schon Dalís Vater bemerkte damals in seinem Brief an Lorca, sein Sohn könne weder schreiben noch lesen.

Dalí illustriert in Amerika Bücher, zeichnet, macht Werbung, entwirft weitere Kostüme und Ausstattungen für Ballett und Film. Als Gala ihn einmal schilt, zuviel Zeit und Energie in uninteressante Auftragsarbeiten zu stecken, entgegnet Dalí, in Anbetracht der Tatsache, daß er ein Genie sei, sei es ohnehin erstaunlich, daß *er Aufträge* erhalte. Und wenn er sie also ausführe, so mit all seiner Zeit und Tatkraft. Seine Freude über erworbene Reichtümer, seine Gier nach Gold trägt ihm auf der anderen Seite des Atlantiks, in Paris, den Namen *Avida Dollars* ein: ein 1942 von Breton verfaßtes Anagramm auf den Namen *Salvador Dalí*. Scrabble für Surrealisten. Es sollte soviel wie «Hungrig auf Dollars» bedeuten.

Man hätte Gala in dieses Scrabble aufnehmen sollen, denn sie kümmerte sich mit fester Hand um die Geschäfte der beiden. Es hieß von ihr, sie soll Preise für Bilder telefonisch ausgehandelt haben, wobei die Preise in Peseten angegeben wurden. Kam es dann zum Verkauf, hatte sich der Käufer verhört, und die Preise galten in Dollar.

Gala sei eine ungewöhnliche Verbindung zwischen Geiz und Extravaganz, schreibt Schiebler. Der Verlust gewaltiger Summen, die sie in späteren Jahren in Kasinos verspielt, bewegt sie dazu, die Verkäufe von Dalís Werken nicht immer vertrauenswürdigen Personen zu überlassen. Aber war sie wirklich nur geldgierig? Gar eine krankhafte Hamsterin, wie Tim McGirk vermutet? In ihren Schubladen fanden sich unzählige uneingelöste Schecks oder dicke Bündel Geldnoten, die längst nicht mehr gültig waren. Oder ist es überhaupt eine surrealistische Krankheit, Geld als etwas Merkwürdiges zu betrachten und es niemals einer Bank anzuvertrauen? Wie etwa auch im Fall des Surrealisten-Kollegen Alberto Giacometti, der sein Geld in der Matratze verwahrte, bis sie aus nichts anderem mehr bestand als aus Bündeln. Ist das

Verhältnis zu Geld einfach anders, weil eine Entlohnung immer in so direkter Verbindung zum Schaffensprozeß steht?

Sein eher surrealistisches Verhältnis zu Geld bringt Dalí in den letzten Jahren seines Lebens in große Probleme mit den Finanzbehörden seines Heimatlandes. Er sei gezwungen worden, sein Testament zugunsten des spanischen Staates zu ändern, behauptet Gibson.

Selbst die Kritiker, die Dalí nicht für einen großen Maler halten, können nicht leugnen, daß er sich zu einem wirklichen Publicity-Genie entwickelt hat. Besonders mit Galas Hilfe. Und lange bevor Andy Warhol verkündet, jeder könne für fünfzehn Minuten ein Star sein, schreibt Dalí, es sei schwer, das Interesse der Weltöffentlichkeit länger als eine halbe Stunde zu halten. Er wisse, wovon er rede, denn er selbst habe das während der letzten zwanzig Jahre täglich mit Erfolg geschafft.

Die Vereinigten Staaten fördern seinen Größenwahn, denn so wie sie ihm Weltgeltung verschaffen, trägt er seinerseits zum Mythos vom «Land der unbegrenzten Möglichkeiten» bei. Erst Amerika macht Dalí zu dem Mann, den man kennt, wenn man an Dalí denkt, erst dort gelingt ihm der große internationale Durchbruch. In den USA lernt er Disney kennen und die Marx Brothers, Greta Garbo; er arbeitet zusammen mit Hitchcock an dem Film *Spellbound*.

Die große Welt ist wunderbar, doch nachdem das kriegsgeschüttelte Europa sich erholt, ist die Zeit reif für seine Rückkehr nach Katalonien, Figueres und Port Lligat. Aber nicht etwa verlaust und heruntergekommen kehrt er zu seinem Vater zurück, wie der gehöhnt hatte, sondern berühmt und triumphierend, wie er selbst voraussagte.

Von Gala ist aus der amerikanischen Zeit wenig bekannt. Sie hält sich wie immer im Hintergrund. Das Ehepaar Dalí lebt abgesehen von spektakulären Auftritten immer zurückgezogen. Der Kontakt zwischen Éluard und Gala ist inzwi-

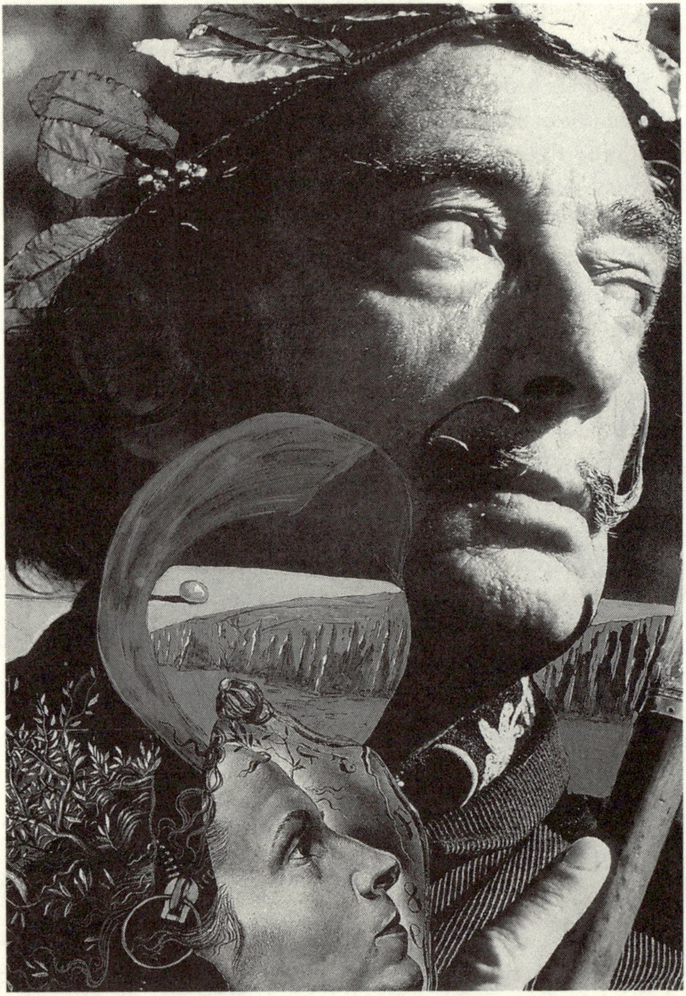

«Meine besten Tage sind solche, an denen ich zwischen Erwachen und Frühstück 10 000 Dollar für eine Platte verdiene!» Seit 1948 leben Gala und Dalí wieder in Port Lligat, und sein Traum, König Midas zu sein, ist Wirklichkeit geworden: Er ist einer der reichsten jungen Maler der Welt.

schen abgebrochen, aus der Kriegszeit gibt es nur anfänglich eine Handvoll Briefe. Damit ist Cécile völlig aus Galas Gesichtskreis entschwunden.

Anaïs Nin schreibt, das Paar Dalí habe ein wenig verloren gewirkt in der Neuen Welt, schon deshalb, weil weder er noch sie Englisch sprachen. Dalí weigert sich sogar, Englisch zu lernen. Von Gala weiß sie, Señora Dalí habe nie die Stimme erhoben, sie habe nicht versucht, jemanden zu umgarnen oder auch nur sich liebenswürdig zu verhalten. Sie sei einfach grundsätzlich davon ausgegangen, alle Welt existiere ausschließlich, um Dalí zugetan und ihm behilflich zu sein – dem großen, unwidersprochenen Dalí.

1947 wird Gala Großmutter, ihre Tochter Cécile bringt ein Mädchen zur Welt. «Céciles kleines Mädchen ist sehr hübsch und artig. Ich sehe es nicht allzu oft und meine Mutter auch nicht, denn mein Familiensinn schwindet immer mehr», schreibt Éluard. Cécile hatte nach dem Krieg den Maler Gérard Vulliamy geheiratet. Über ihn schreibt Éluard 1947: «Ihr Mann ist ja ein lieber Kerl, aber das Wasser reichen kann er ihr nicht; sicher findet sie es angenehmer, über Schwächere zu herrschen.» Die Tochter ist also nicht allein, bleibt sie auch von ihren Eltern verlassen.

Gala hatte sie von fern unterstützt, sie schickte ihr Care-Pakete in großem Umfang. Doch wird die Tochter Cécile eigentlich erst sehr spät in ihrem Leben ein wenig von ihrer Mutter profitieren, nämlich als sie nach deren Tod 1982 vom spanischen Staat 1000 Millionen Peseten erhält, indem sie auf ihr Erbe, das heißt, alle Werke Dalís, die sie besitzt oder die ihr testamentarisch zustehen, verzichtet.

Doch zunächst kehren Gala/Dalí nach Europa zurück, die Zeit ihres Amerikaaufenthaltes ist ihnen lang geworden. In der unverändert eigentümlichen und intensiven Felsenlandschaft der Costa Brava wartet ihr Haus in Port Lligat auf sie.

Luxuriöses Nomadenleben

«Nach meinem ersten New York-Aufenthalt wurde der Surrealismus mehr und mehr mit mir identifiziert, ausschließlich mit mir», erklärt Dalí nach der Rückkehr von ihrer ersten Amerikareise 1935. Es sei die Zeit gewesen, da sich um die profilierten Persönlichkeiten des Surrealismus in Paris ganz normale Leute gesammelt hätten. Eine ganze Fauna ausgeflippter, ungewaschener Kleinbürger nennt Dalí sie. Er habe sie gemieden wie die Pest, und überdies habe sich die Gruppe damals fast völlig aufgelöst.

Amerika hat es besser, da ist fester Boden im Vergleich zu dieser europäischen Dekadenz am Vorabend großer Katastrophen, wo man ihn zudem vor surrealistische Tribunale schleppte, um ihn zu erniedrigen. Das hatte Narben hinterlassen. Amerika ist die experimentelle Plattform seiner Zukunft. Dort muß er nicht bei Nacht und Nebel fliehen wie in Spanien, um zu überleben. Dort muß er nicht fürchten, in einen großen Krieg verstrickt zu werden, der unweigerlich kommt und der sich für Dalí im Spanischen Bürgerkrieg bereits ankündigt. Was ihn verunsichert. Obwohl er sich stets mit bekannten großsprecherischen Sätzen hervortut: «Man kann gar nicht überschätzen, wieviel der Krieg zur Bereicherung des Wissens und Könnens beiträgt, welche märchenhaften Fortschritte er mit sich bringt.»

Am 18. Juli 1936 bricht in Spanien nach einem Staatsstreich, den der rechtsradikale General Francisco Franco anführt, der Bürgerkrieg aus und bringt so «märchenhafte Fortschritte» mit sich wie die Zerschlagung der Republik und Errichtung einer faschistischen Diktatur, die bis zu Francos Tod andauert. Doch für Dalí und Gala hat das keine Bedeutung mehr, denn sie wohnen längst in Paris und haben nach der ersten USA-Reise 1934 mit ihrem luxuriösen Nomadenleben begonnen, das sie um die Welt führt. So erhalten sie die ersten Nachrichten über den Bürgerkrieg im Hotel Savoy in London, wohin sie gefahren sind, um ein Kammerkonzert zu hören. «Der Bürgerkrieg ist ausgebrochen! Ich wußte es und habe es vorausgesehen!» tönt Dalí. Spanien, das dem anderen Krieg entgangen sei, womit er den Ersten Weltkrieg meint, müsse das erste Land sein, wo sich alle ideologischen und unlösbaren Dramen dieses Nachkriegseuropas, all die verbale und ästhetische Angst der -ismen in zwei Wörtern vereinige: Revolution und Tradition. Sie hätten sich dort in der schrecklichen Wirklichkeit eines Blutbads, einer Orgie der Gewalt entladen müssen.

Immer schimmert bei solchen Verlautbarungen ein wenig von dem Kind mit den Allmachtsgefühlen durch: «Wir werden das Leben – oder vielmehr das Überleben – nur durch Schändung, Zerreißen, Zerbrechen und Bluten empfangen.» Deutlich hat Dalí – im Gegensatz zu Breton und Éluard etwa – nie auf einem Schlachtfeld realen Blutbädern «live» assistiert. Seine Berichte über die Kriegsgreuel in Spanien sind schaurig-lüstern, stammen sämtlich aus zweiter Hand und bedienen vor allem seine eigenen Allmachtsphantasien.

George Orwell, der wie viele europäische Intellektuelle im Bürgerkrieg auf sozialistischer Seite kämpfte, schreibt über Dalí: «Während des Spanischen Bürgerkriegs lehnte er es entschieden ab, für eine der beiden Seiten Partei zu ergreifen, und er ging nach Italien. Zunehmend fühlte er sich zur Aristokratie hingezogen, verkehrte in eleganten Salons, suchte sich mächtige Freunde und wurde mit der rundlichen Gräfin Noailles portraitiert, die er seine Mäzenin nannte. Beim Herannahen des europäischen Kriegs hatte er nur eine Sorge: einen sicheren Ort finden, von dem er im Notfall schnell fliehen konnte, wenn sich die Gefahr zu arg näherte.

Er ließ sich in Bordeaux nieder, aber ohne Zeit zu verlieren, ging er während der Schlacht um Frankreich auf und davon nach Spanien. Er blieb einige Zeit in Spanien und machte sich schließlich auf den Weg nach Amerika.»

In Italien hat Dalí während des Bürgerkriegs Gelegenheit, Versammlungen und Reden Mussolinis beizuwohnen. Sein Spiel mit dem Faschismus beginnt sich zu intensivieren; schon sagt er, Spanien brauche eine «anarchische Monarchie», was sich bei ihm dann übersetzen wird als Hinwendung zu Franco und dessen Faschismus. Vor Franco hätten Regierungen und Politiker nur für Verwirrung, Unordnung und Lügen gesorgt, Franco habe als einziger offen mit dieser falschen Tradition gebrochen, habe in Momenten der größten Anarchie im ganzen Land die Klarheit wiederhergestellt, die Wahrheit und die Ordnung. Und das, so erklärt der zu Ruhm und Ansehen aufsteigende Dalí, zeuge von großer Originalität. Später wird Franco zu seinem besten Freund: «Zwei Menschen, die ich am meisten respektiert habe, sind Picasso und Franco oder Franco und Picasso.»

Man wollte den weltberühmten Picasso nach Spanien zurückholen, aber der Künstler lehnte dieses Ansinnen ab. Dalí war einfacher zu haben, denn er hatte sein erklärtes Ziel. Zwischen Picasso und Dalí kommt es wegen dieser Frage, die ein Ja oder Nein zu Franco beinhaltete, zu Spannungen. Picasso nennt Dalí immer *chico* (Junge) oder *muchacho* (Bursche), gibt dem jüngeren Katalanen damit eher liebevoll-herablassende Namen. Aber wenn Dalí auf dem Weg von Spanien nach Paris an der Côte d'Azur in Cannes vorbeikommt und bei Picasso anruft, läßt dieser sich stets verleugnen, weist seinen Sekretär an vorzugeben, er befinde sich auf einer Reise. Picasso selbst sagte einmal, das habe mit den unterschiedlichen politischen Auffassungen zu tun. Er bewundere den Jungen sehr, aber nach dem Bürgerkrieg sei jeder seine eigenen Wege gegangen. «Wenn ich meine Haltung analysieren würde, könnte ich sie gar nicht erklären. Aber die Dinge sind, wie sie sind …», gibt er in einem Gespräch mit Antonio Olano an. Dalí sagte einmal, Picasso sei sein Vater – noch ein Vater also, gegen den er zu revoltieren hatte.

Während des Bürgerkriegs halten sich Gala und Dalí zunächst in Italien auf. Sie werden von dem Dichter Edward James eingeladen und wohnen in seinem Haus, der Villa Cimbroni in der Nähe von Amalfi, wo laut Dalí Wagner zu *Parzival* inspiriert wurde. Er bemalt dort die Wände mehrerer Zimmer. Leider sind diese Wandgemälde nicht mehr erhalten. In Rom wohnen sie im Haus von Lord Berners, wo Dalí *Gala Gradiva* malt. Schließlich lassen sie sich in der Nähe von Cortina, in Tre Croci nieder. Von dort aus verfolgt Dalí den Bürgerkrieg in seinem Land. So erfährt er einmal, daß Anarchisten dreißig Personen getötet hatten, darunter drei Fischer, Bekannte Dalís aus Cadaqués. Dalí fragt sich, ob er nach Spanien zurückkehren solle. Niemals jedoch zweifelt er daran, wer den Krieg für sich entscheiden wird: «Die werden gewinnen, die zu Beginn eine eiserne Gesundheit haben, und die anderen werden immer schwächer. Die ersteren essen, was kommt, und es bekommt ihnen alles gut. Die anderen verzehren sich in einem Fieber, und nichts, was sie zu sich nehmen, ist ihnen dienlich.»

Als der Bürgerkrieg vorüber ist, erklärt Dalí: «Franco hat gewonnen. Aber das soll nicht heißen, daß der Krieg unter den Spaniern zu Ende wäre.» Womit er recht behalten hat, denn die baskische ETA und Unabhängigkeitsbewegungen in verschiedenen Landesteilen, wie etwa auch Katalonien, bringen Spanien in der Folge manchmal an den Rand von erneuten bewaffneten Auseinandersetzungen oder offenem Terror.

Nach dem Bürgerkrieg taucht Dalís Name in Spanien sofort auf, denn im Gegensatz zu den anderen spanischen international bekannten Künstlern oder Intellektuellen schlägt sich Dalí auf die Seite des siegreichen Diktators Franco und macht daraus auch öffentlich keinen Hehl. Umgekehrt versucht der General, um Spaniens Ansehen in der Weltöffentlichkeit zu heben und seinem Regime Legitimität zu verschaffen, möglichst viele emigrierte spanische wie katalanische Berühmtheiten zurückzugewinnen, darunter Picasso und nicht zuletzt Dalí. Ersterer ist wegen seiner klar oppositionellen Haltung gegen den spanischen Faschismus und Franco nicht im geringsten für eine Rückkehr nach Spanien zu begeistern.

Demgegenüber wird Dalí als einer der wenigen spanischen Künstler und Intellektuellen – nicht zuletzt, weil er auch in seinem Land zur Berühmtheit avancieren will – Francos Ruf folgen und sich, wenn auch spät, nämlich drei Jahre nach Ende des Zweiten Weltkriegs, mit Gala wieder fest in Cadaqués niederlassen.

Für Dalí war der Zweite Weltkrieg kein Kampf des Guten gegen das Böse und auch kein Gebot irgendeiner geopolitischen Notwendigkeit. Er hielt ihn für den Versuch der Tradition, sich gegen die Unzulänglichkeiten, Nichtigkeiten und Revolutionen unserer skeptischen, formlosen Epoche zu behaupten, wie es in Dalíscher Diktion heißt. Insofern ist er nicht gegen den Krieg, und da er sich entziehen kann und nicht unmittelbar betroffen ist, stört der Krieg ihn nicht weiter. Liest man Dalí, möchte man denken, im Gegenteil: «Der Pazifismus breitet seinen Kleister über der Welt aus, UNESCO und UNO werden fetter, gespenstische Geisterruhe schläfert die Seelen ein. Dennoch wünsche ich mir glühend einen katastrophalen Krieg, blitzhaft rasch, ungeheuer zerstörend und verwandelnd, von unerhörter Grausamkeit. Ein riesiges Hinunter-durch-den-Ausguß der schlappen Passion, der Verweichlichung, der Dummheit, der halbgegorenen Sentimentalität, des eitrigen Denkens, eine apokalyptische Reinigung der verdorbenen Menschheit und eine ungeheure Engelfabrik. Ganze Völker erhielten Kenntnis von der Unvermeidlichkeit ihres Todes binnen kürzester Frist, würden ihre Opferung mit geöffneten Augen erwarten, Sekunde um Sekunde vom Nahen des Blitzstrahls unterrichtet, und würden statt zu sterben, ohne je gelebt zu haben, im Sterben eine Minute der Wahrheit erleben. Um einen solchen Krieg zu entfesseln, braucht es Herren ohne Ziel. Ich will sagen: Männer, die weder für das Gute noch für das Böse wirken, sondern für die Erkenntnis, für die Verbesserung der menschlichen Seelenstruktur in dieser Explosion von Leid, Lust und Qual. Hitler war vielleicht ein Rasender, aber er verfolgte so unzureichende Ziele wie die deutsche Hegemonie und den Sieg einer Rasse.»

1948 kehren die Dalís aus den USA nach Port Lligat zurück. Von dort aus führen sie dreißig Jahre lang ein intensives Nomadenleben im üppigsten Luxus zwischen Paris, New York, Port Lligat, Pubol, Barcelona, Madrid – in der reichen westlichen Welt. Wo immer sie sich aufhalten, malt Dalí und Gala liest ihm laut vor. Es beginnt die Zeit, in der Dalí zunehmend zu dem Mythos wird, zu dem er sich selbst stilisiert hat. Behauptet er auch: «Meine Malerei ist das unwichtigste an mir», so bringt sie ihm doch Ruhm, Geld und Gold. «Meine besten Tage sind solche, an denen ich zwischen Erwachen und Frühstück 10000 Dollar für eine Platte verdiene.» Damit meint Dalí seine Druckgraphiken.

Ein eigenes Kapitel. Man geht davon aus, daß neunzig Prozent seiner Graphiken gefälscht sind, meint Robert Descharnes, Dalís letzter Sekretär. Ursprünglich wollte er nur zu seinem «Vergnügen gravieren». Doch schon bald wird ein weltweites Geschäft daraus. So werden 1974 an der Grenze nach Andorra vom französischen Zoll 40000 Blätter konfisziert, auf denen sich außer seiner Unterschrift nichts befindet. Die Signatur genügt, um ein Blatt zu enormen Summen zu verkaufen.

Zu Beginn der achtziger Jahre überläßt Dalí seinem ehemaligen Sekretär, dem «Captain» Peter Moore, ein Paket mit 35000 Bögen. Blanko und signiert. Um welchen Umfang es sich bei alldem handelt, kann man erst ermessen, wenn man Descharnes hört, der Anfang der neunziger Jahre behauptet, in den zurückliegenden acht Jahren seien schätzungsweise für drei Milliarden Mark gefälschte Dalí-Graphiken verkauft worden. In Paris allein werden siebzehn Tonnen gefälschte Dalís beschlagnahmt. Wie ist es möglich, daß eine solche Menge von Bildern auftauchen kann, ohne daß jemand mißtrauisch wird? Dalí hat nie ein Archiv angelegt. Die einzige, die jemals einige Daten sammelt, ist Gala. Aber selbst diese Angaben sind nicht vollständig, und Gala läßt sie von niemandem einsehen. Es gibt auch Bilder in ihrem Haus in Port Lligat, die ihrem Wunsch gemäß niemand sehen darf. Andere lagern in Paris, und auch in New York befinden sich noch viele. Später kommt Pubol hinzu. Es hätte niemanden erstaunt, irgendwo plötzlich 2000 Dalí-Zeichnungen zu finden, schreibt Carlton Lake.

Der Dalí-Spezialist Löpsinger erklärt, Dalí sei zwar 1988 gestorben, sein künstlerischer Tod jedoch habe bereits 1979 stattgefunden. Ab 1980 hätten die großen Fälschungen begonnen, «schaurig bunt» seien sie gewesen, mit «Goldstaub und Glitter». Löpsinger schätzt, daß in deutschen Häusern und Zahnarztpraxen über sechzigtausend falsche Dalís hängen.

Tatsache ist, daß Dalí in seinem Leben siebenunddreißig Lithographien anfertigte. Alle befinden sich in festen Sammlungen, und was darüber hinaus auf den Markt gelangte, ist mit an Sicherheit grenzender Wahrscheinlichkeit gefälscht.

Wen trifft die Schuld? Wahrscheinlich den Meister selbst, aber natürlich auch die Geschäftemacher, die skrupellos Profit aus einer unübersichtlichen Situation schlugen.

Gala sagt all das voraus. In einem Restaurant in Paris habe sie behauptet, berichtet Amanda Lear: «Eines Tages, *petit Dalí*, wird man dir alles zum Unterschreiben vorlegen.»

König Midas ist für den Meister Wirklichkeit geworden. Sein Traum vom Gold hat sich erfüllt. Geld war neben Gala immer das wichtigste für ihn. «Ich liebe zwei Dinge: Gala, meine legitime Ehefrau, und Geld!» Oft behauptet Dalí, er könne nicht mit Geld umgehen, das habe er erst von Gala gelernt, oder Geld bedeute ihm nichts, Aufmerksamkeit sei ihm lieber – man denke an die Geldumtauschaktion seiner Schulzeit. Dies alles gehört zu den vielen Widersprüchlichkeiten Dalís.

Am wahrscheinlichsten scheint, daß Geld ihm neben Gala das wichtigste auf der Welt ist. Freud stellte in «Charakter und Analerotik» eine Beziehung zwischen Geld und Exkrementen her, und Dalí selbst tut das, wenn er über die Verbindung von Gold und Kot in seinem Leben schreibt und sein Verhältnis dazu in einem frühkindlichen Erlebnis festhält, das sich wie eine Fallstudie liest. Er spricht von der überstarken Lust, seinen Stuhl zu verhalten: «Rot, die Hinterbacken zusammenpressend und von einem Fuß auf den anderen tretend, tanzte ich durchs Haus. Man folgte mir mit besorgtem Blick. Ich floh, meinen Schatz in den überladenen Gedärmen zurückhaltend. Ich suchte mir die unvermutetsten Ablageplätze aus: eine Schublade, einen Schuhkarton, die Zuckerdose. Tränen in den Augen, außer Atem, wartete ich immer noch. Endlich, in krampfhaftem Zittern, mit wollüstigem Bedauern, entleerte ich mich in das gewählte Versteck.»

Dieses anale Verhalten, diese Kontrollwut über die eigenen Exkremente im Zusammenhang mit Dalís eingestandenen inzestuiösen Begierden, werfen ein neues Licht auf das Paar. Besonders aber auf Dalís Anteil, denn auch Gala hat wohl mit Inzest zu tun, sie ist angeblich von ihrem Vater sexuell mißbraucht worden.

Inzest ist für Dalí ein starkes Motiv. Auch in seiner homoerotischen Beziehung zu Lorca bringt er sich in die Rolle des Kindes, das einem Inzest ausgeliefert ist. Er nennt sich Lorcas «Söhnchen» und sehnt so den Inzest mit seinem Vater herbei, vollzieht ihn bildlich mit seinem Freund. «Wir sind

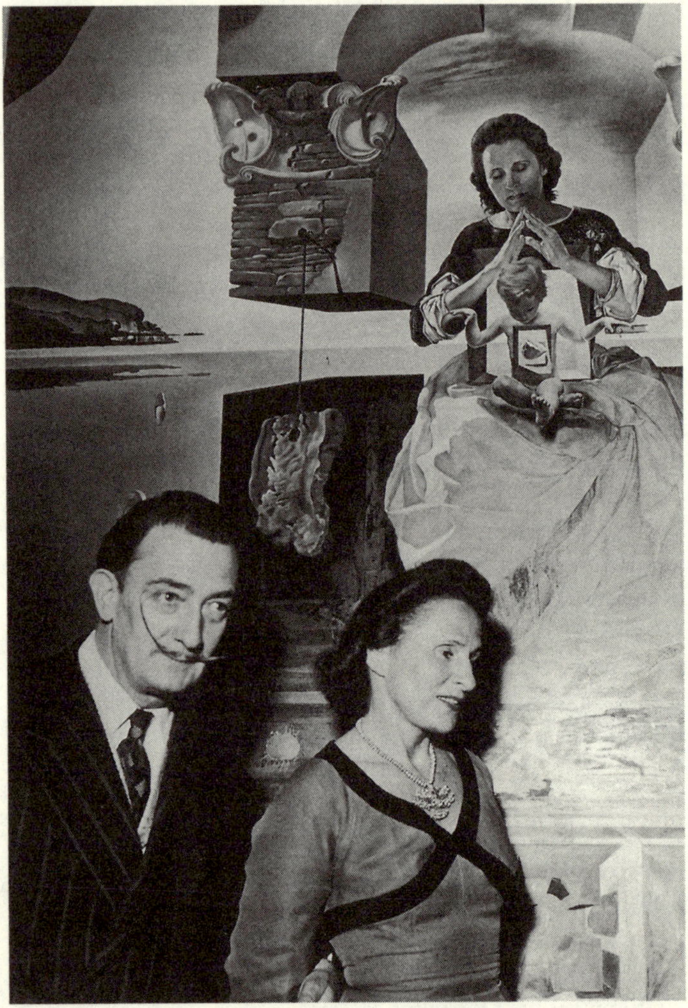

Mit seiner Rückkehr nach Port Lligat im Jahre 1948 engagiert sich Dalí kreuzzugähnlich für eine Wiederbelebung der Religion in der Kunst und malt seine ersten religiösen Bilder. Seine *Madonna von Port Lligat* will er von Papst Pius XII. weihen lassen, weil er das Ziel verfolgt, sich mit Gala kirchlich trauen zu lassen, was jedoch erst nach dem Tod von Paul Éluard im November 1952 möglich wird.

alle Sodomisten», sagt er sehr viel später im Interview mit Permanyer. Frauen gibt er Männernamen, und als Amanda Lear ihn einmal fragt, was es damit auf sich habe, antwortet er: «Mann oder Frau, was für ein Unterschied soll das sein? Du weißt ja, daß ich sexuelle Ambivalenz bevorzuge.» Gala ist für Dalí nicht nur Mutter und Schwester, sie wird auch zu seinem Vater. «Die Erregung der Liebe bereicherte das intuitive Gefühl, daß Gala eine erhabene und köstliche Darstellung meines Vaters werden würde», schreibt er, womit der Inzest auch homoerotisch abgedeckt wäre. Bedenkt man seine Gedichte auf Ana Marias Schließmuskel, in denen seine Inzestgelüste zum Ausdruck kommen, seine ständige Auflehnung gegen den Vater und seine gleichzeitige Angst vor ihm, dann erklärt sich sein merkwürdiges Verhältnis zur Sexualität, seine Masturbationsbesessenheit.

Für Gibson stammt Dalís Impotenz aus seiner Scham gegenüber allem Sexuellen, der Maler habe den Ruhm nur gesucht, um seine Angst kontrollieren zu können. Oft bezeichnet Dalí sich und Gala als Tristan und Isolde, die inzestuiösen Geschwister, und Wagners Oper ist seine Lieblingsmusik. Er hört sie bis zu seinem Tod in seinem *Torre Galatea* in Figueres. Das Schwert, das der impotente Mann niemals hatte, liegt in seiner Graphikserie von Tristan und Isolde zwischen den beiden. Ansonsten bleibt alles versteckt.

Nach der Rückkehr nach Port Lligat engagiert sich Dalí wie ein Kreuzritter für eine Wiederbelebung der Religion in der Kunst und malt seine ersten religiösen Bilder. Seine *Madonna von Port Lligat* will er vom Papst weihen lassen. Dieses Vorhaben gelingt. Der Ire John Peter Moore, «Captain» genannt, ist bei der Abteilung für Öffentlichkeitsarbeit des Vatikans beschäftigt und stellt den Kontakt her. Später wird er Dalís Privatsekretär, der dessen Orgien organisiert; er wird Kuppler, Vermittler und Verkäufer seiner Bilder. Moore ist ein höchst gewandter Kunsthändler, und als später die Diskussion über die Blankoblätter Dalís aufkommt, als Dalís

Unterschriften angezweifelt werden, gerät er in zweifelhaftes Licht.

Diese Dalí-Orgien sind «menschliche Zoos». Man mietet Paläste und stattet sie mit seinen Szenarien aus, bevölkert sie mit gutaussehenden Frauen und Männern – den Modellen –, mit Zwergen, Transvestiten, Tieren et cetera. Dort unternimmt der Meister dann voyeuristische Reisen durch seine Menagerie. In jedem Zimmer findet sich eine andere Version, beziehungsweise Konstellation Dalíscher Phantasie und Perversion. Ian Gibson meint, es handle sich bei Dalí um einen äußerst morbiden Fall, und diese Orgien seien organisiert worden, damit Dalí in einer dunklen Ecke oder hinter einem Paravent masturbieren konnte.

«Ein bißchen Voyeurismus begleitet von ein bißchen Masturbation reicht mir schon. Damit habe ich schon mehr als genug», gesteht er im *Playboy*-Interview in Spanien. Dies gehört jedoch zum späten Dalí.

Zurück aus Amerika und wieder in Spanien, dient er sich dem herrschenden Franco-Regime an, und diese Macht ist nicht zuletzt katholisch. Ein Dalí, dessen Portrait seiner Frau als Madonna vom Papst persönlich geweiht wird, ist auf dem besten Weg, sein eigenes Denkmal im Land zu verdienen. Er wünscht es in Form eines eigenen Museums. Darauf zielt sein Tun und Trachten ab.

Als Dalí am 23. November 1949 von Papst Pius XII. empfangen wird, präsentiert er ihm sein Bild *Madonna von Port Lligat* mit dem Gesicht von Gala. Für dieses Gemälde hat sich Dalí augenscheinlich an einer Madonna von Piero della Francesca inspiriert, die sich im Palazzo Berera in Mailand befindet. Er erwirkt diese Audienz aber vor allem, weil er ein unmittelbares Ziel verfolgt: Er will sich mit Gala kirchlich trauen lassen, was jedoch erst nach dem Tod von Paul Éluard im November 1952 möglich wird. Schließlich lassen sie sich 1958 in einem kleinen Dorf der Provinz Girona, in der Kapelle der «Jungfrau zu den Engeln» mit dem Segen der Kirche trauen.

«In diesen Zeiten ununterbrochener Scheidungen liebe ich Gala immer weiter, wie es ihr zusteht. Es ist zu einer Manie geworden. Ich würde mich gern mit ihr in verschiedenen Riten verheiraten», sagt Dalí. Sie beginnen mit dem römisch-katholischen Trauungsritual. Dies führt auch zur Versöhnung mit dem Vater, der nun Gala endlich als seine Schwiegertochter anerkennt.

«Jetzt sind wir erzengelhaft!» sagt Dalí.

Sie leben wieder an der Costa Brava, ihr Tagesablauf in Port Lligat ist von einer festen Routine bestimmt und findet immer in Verbindung mit dem Meer statt. Sie besitzen drei Boote: Gala I, Gala II, Gala III. Sie dienen ihnen, um Verpflegung und andere Güter von Cadaqués aus nach Port Lligat zu transportieren, Gala benutzt sie, um fischen zu gehen, und Dalí malt von Sonnenauf- bis Sonnenuntergang.

Für Gala bedeuten die Boote auch Freiheit, denn nach ihrer Rückkehr nach Port Lligat tritt der Fischer Arturo Caminada in ihr Leben. Er lehrt sie Katalanisch, und sie verbringt viel Zeit mit ihm auf dem Meer. Arturo wird Geliebter, Hausangestellter, Vertrauter, Chauffeur, Krankenpfleger und schließlich Galas Begleiter und Fahrer auf ihrer letzten Fahrt.

Dabei ist es immer Gala, die ein waches Auge auf alles hält. Dalí läßt das Haus wild wachsen und wuchern, wo er kann, doch sie beschneidet seine Wege und verhindert Katastrophen. Sie beschränkt ihn, um ein bewohnbares und sauberes Haus zu bewahren. Er würde alles damit anstellen, es vollstopfen und jeden Winkel in ein «Kunstwerk» verwandeln. Gala kanalisiert seine Schaffenswut. Dies ist auch die Ursache vieler Auseinandersetzungen zwischen beiden, denn Dalí will unter allen Umständen seine extravaganten Ideen und Verrücktheiten in die Tat umsetzen. Es ist wohl wahr, daß ohne Galas ordnende Hand Dalí ein zerwuselter

Sammler unzähliger *objects trouvés* geworden wäre und das Haus eine Art selbstgenerierendes Ökosystem. Sie verteilt, ordnet und wirft weg. So nimmt das Haus Gestalt an, womit Dalís biochemische Definition der beiden in bezug auf das Haus sich erfüllt hätte. Sie hält ihn auch davon ab, alles zu kaufen, was ihm gefällt. Eines Tages, als sie ihn wieder einmal davon abhält, einen Elefantenkopf oder einen ausgestopften Affen zu kaufen, empört er sich: «Wozu bin ich denn so reich geworden, wenn ich mir doch nicht kaufen kann, was ich will?»

Wenn sie in Barcelona sind, gehen sie nicht in die teuren Geschäfte, sondern suchen bei den Trödlern, in den kleinen Läden. Sie kaufen Lampen in Sphinxform, falsche Louis XV-Sessel, Fische aus Glas, grelles Porzellan, und immer wieder Tausende Lampen in allen Formen und Farben. Er hätte oft am liebsten den ganzen Laden gekauft. Sie bringt ihn davon ab. Aber das Haus in Port Lligat muß in diesen Dimensionen mitwachsen, weil ständig so viel Neues hinzukommt. Solche billigen Kitschobjekte faszinieren nicht nur Dalí, auch andere katalanische Künstler waren davon begeistert: Gaudí, Fortuny, Miró. Für sie sind kitschige Gegenstände, dieser Krimskrams des «schlechten Geschmacks», immer wieder Quelle der Inspiration gewesen. Darüber hinaus ist Gala immer in der Lage, jedem Stück einen ihm angemessenen Platz innerhalb der halluzinierenden Vorstellungen Dalís zu geben.

An anderer Stelle beschwert sich Gala, nicht genug Zeit zu haben. Sie kaufe sich nichts, sie habe nicht einmal die Zeit, zum Friseur zu gehen. Das sei nicht richtig, beklagt sie sich. Dalí arbeite mehr als jeder Staatschef, den sie jemals kennengelernt hätten, er arbeite ununterbrochen. Sie wolle, daß er weniger arbeite, damit er die Dinge tun könne, die er tun wolle, ob sie nun Geld brächten oder nicht. «Dalí muß frei sein!» fordert sie. Seine Arbeiten müßten eben einfach teurer werden, weniger, aber teuer. All das sagt Gala,

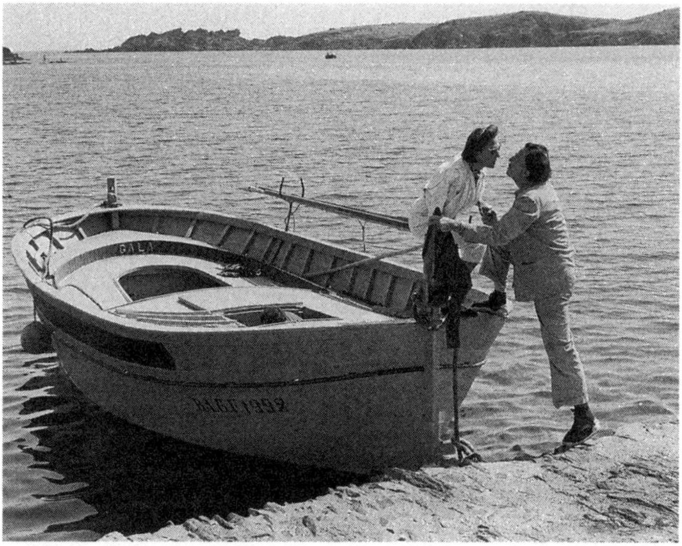

In Cadaqués und Port Lligat dreht sich ihr Leben immer um das Meer. Sie besitzen drei Boote, alle tragen Galas Namen, und während Dalí malt, ist sie mit einem der Boote unterwegs. (Foto: Robert Descharnes)

während Dalí an einem Tisch sitzt und malt, all das, weil ein Verleger gekommen ist und mit Dalí ein Illustrationsprojekt besprechen will. Man vertröstet den Interessenten auf den nächsten Sommer, dann solle er wieder in Cadaqués vorbeischauen. Dann lasse sich alles leichter besprechen.

Gala ist stets an Dalís Seite, sie wird zur inkarnierten Krücke seiner Bilder, die ihn hält, stützt und ihm sein Gleichgewicht gibt. Gala stellt in ihrem Leben ein einziges surrealistisches Objekt her, etwas mit Schwämmen und Antennen. Sie ist keine Künstlerin und will auch keine sein. Dalí behauptet einmal, Frauen seien zu jeglicher künstlerischen Kreation unfähig.

Frauen haben vom antiken Griechenland bis hin zur Neuzeit die Aufgabe der künstlerischen Inspiration, wobei der eigentliche Schaffensprozeß männlich besetzt ist. Den zahllosen Ehefrauen, Geliebten und Freundinnen bleibt eine Musentätigkeit vorbehalten. Zwar schließt das Frauen nicht grundsätzlich von der künstlerischen Produktion aus, stellt den Malerinnen, Komponistinnen, Schriftstellerinnen, Dichterinnen jedoch keinesfalls die entsprechende männliche Muse hilfreich zur Seite. Frauen hätten als Musen feenartig zur Enträtselung von Natur und Leben beizutragen oder madonnenhaft eine Art transzendentaler Unendlichkeit zu repräsentieren, lautet die klassische Formel. Heinrich Mann nennt es einmal so: «Was als typisch von den Kundgebungen der Frau festzuhalten bleibt, ist die sinnliche Bewegung; bei dem Manne war es die sinnliche Versunkenheit. Sie traut ihren Sinnen noch; im Vergleich mit dem skeptischen Mann ist sie der Barbar, dem das Denken noch so neu und reizvoll erscheint [...]»

Dalí sagt es Amanda Lear auf seine Weise, als sie ihm gesteht, daß sie malen will: «Die schlimmsten sind die Malerinnen. Frauen haben kein Talent. Talent ist den Männern vorbehalten.» – «Und was ist mit Leonor Fini?» fragte kleinlaut Lear. «Dasselbe. Besser als die meisten vielleicht. Aber Talent steckt in den Eiern. Und du mußt mir zustimmen, daß Frauen keine Eier haben.» Das erklärt der impotente Mann.

Gala jedenfalls tritt in einen Schaffensprozeß, wenn sie das Haus in Port Lligat oder ihre Wohnung in Paris einrichtet.

Wollte man ein Psychogramm des Paars zeichnen, so müßte man sagen: Es gelang ihnen, eine Reihe von Ängsten und Phobien in einen Topf zu werfen, sich ihrer gegenseitigen Ängste und Eigenarten bewußtzuwerden und auf dieser Grundlage eine Mauer zu errichten, die sie vor allem äußeren Übel bewahrte. In diesem Sinne passen sie vollkommen zusammen.

Doch nicht allein in diesem Sinne, denn sie verfolgen jetzt ein gemeinsames Ziel: den Bau eines Dalí-Museums, die Errichtung eines alle Zeiten überdauernden Denkmals. Bis dies gelingt, führt Gala ein eisernes Regiment. Wo immer sie sich aufhalten, ruft und entläßt sie die Presse nach ihrem Gutdünken. Einen amerikanischen Fotografen in New York, der zweimal unangemeldet kommt, verdonnert sie dazu, zuerst zusammen mit dem Zimmermädchen im Hotel St. Regis Dalís Schlafzimmer aufzuräumen, alle Farbtuben und Papiere zu entfernen. Danach darf er bleiben und seine Fotos machen. «Gut, daß Sie aufgeräumt haben, vielleicht vergibt Ihnen Madame Dalí jetzt dafür, ohne vorherige Ankündigung gekommen zu sein», kommentiert Dalí.

Gala sei die absolute Königin seines Lebens, erklärt er, ohne sie hätte sich seine surrealistische Erfahrung in einem romantischen Desaster aufgelöst, ohne sie wäre er sehr wahrscheinlich wie alle Intellektuellen in die Anarchie, den Protest und das existentialistische Chaos abgestürzt. Nicht ohne sarkastische Seitenhiebe auf seine früheren Surrealisten-Kollegen bahnt sich Dalí mit solchen öffentlichen Äußerungen den Weg zu seinem Museum. Er will und muß sich mit den Machthabern seines Landes arrangieren, muß mit dem Faschismus gemeinsame Sache machen.

Jaime Miravitlles, ein Schulfreund Dalís, behauptet, Dalí sei in seiner Jugend sehr an Politik interessiert gewesen, ja, fasziniert davon. Nur habe er sich nie an irgendeiner politischen Aktivität beteiligt. Miravitlles meint, man könne Dalí nicht mit Etiketten wie Frankist, Monarchist, Republikaner oder ähnlichem belegen. Doch als Dalí sein Kunstmuseum anstrebt und dieser Plan zur Besessenheit wird, zeigt sich der Meister, auch ohne daß man ihn etikettierte, an der Seite des Caudillo. Sein Verhältnis zu Franco entwickelte sich zur Freundschaft, wie er es nennt. Er weiß genau, daß der Weg zu seinem Ziel nur über den Diktator führt.

Dalí verkündet, einer der ganz großen Vorzüge, die er in seinem Leben genossen habe, sei, daß er einen Generalíssimo Franco in seinem Leben gehabt habe. Und er beklagt die Dummheit der Intellektuellen und Künstler Spaniens, die allesamt Linke und an den Kommunismus oder die Anarchie verloren seien. Im Juni 1956 fährt Dalí nach Madrid, um von seinem neuen Freund General Franco empfangen zu werden. Es ist die erste offizielle Audienz. Zum erstenmal spricht man über die Pläne des Meisters, der in gewisser Weise seinen Lohn dafür fordert, daß er gegen alle Unbill treu an der Seite der Diktatur steht. Dalí reist von nun an oft in die spanische Hauptstadt und hält ständigen Kontakt mit hohen Regierungsbeamten, um seinem Ziel näherzukommen: seinem Museum in Figueres.

Oft reist er Anfang der siebziger Jahre allein, ohne Gala. Dann trifft er sich in Madrid mit Amanda Lear, die er immer öfter sieht und mit der ihn eine innige Beziehung verbindet. Kurz nachdem sie sich kennengelernt hatten, zitierte oder paraphrasierte Dalí den Satz, der mit Gala für ihn zu einem der wichtigsten seines Lebens geworden war: «Von jetzt an werden wir uns nie mehr verlassen, weißt du!» Und Lear bestätigt in ihrem Buch: «Er hatte völlig recht!»

Dalí setzt alles daran, damit sein Wunsch Wirklichkeit werden kann. Schließlich erklärt auch der Bürgermeister von

Figueres das Museum zum großen Traum des gesamten Ampurdà. Darüber hinaus glaubt er, Dalí habe es sich verdient, denn abgesehen von all seinen Extravaganzen sei er ein genialer Maler, der im Bürgerkrieg vom ersten Moment an der Seite Francos stand.

Der Meister erklärt seinen Wunsch nach einem Dalí-Kunstmuseum auf die überzeugendste Weise: da er weder Nachfahren noch sonst irgend jemanden habe, dem er das Seine vererben könne, würde er alles, was er besitze, dem Nationalerbe, das heißt, dem Museum in Figueres übereignen. Mit einer kleinen Einschränkung fährt er fort: «Das einzige, was ich nicht besitze, ist das, was ich Gala vermacht habe: ein Bild aus jeder Ausstellung, die ich je in meinem Leben hatte.» Nicht ungeschickt nimmt er damit Gala öffentlich mit hinein in das Projekt und setzt ihr ein Denkmal im Museum. An anderer, weniger offizieller Stelle sagt er, Gala werde ihre Bilder dem Museum tröpfchenweise schenken und auf diese Weise der Öffentlichkeit immer in guter Erinnerung bleiben.

Im Juni 1970 landet Franco schließlich in Roses unweit von Cadaqués, und Dalí und Gala eilen, ihn zu treffen, denn der erste Punkt der Tagesordnung ist ihr erstrebtes Museum in Figueres. Dalí entwickelt den Plan für das Museum und erklärt seine Architektur. Er überzeugt den Diktator, sein Vorschlag wird angenommen, und der Staat erwirbt das alte Teatro Municipal für 11239745 Peseten als Museo Dalí. Der Architekt ist Joaquín de Ros y de Ramis, der jedoch immer nur in Übereinstimmung mit dem «Göttlichen», wie Dalí sich inzwischen nennt, arbeiten darf.

Schließlich ist es soweit, am 22. September 1974 wird das Theater-Museum Dalí eingeweiht. Zunächst soll Franco zur Einweihung dabeisein, aber sein Gesundheitszustand verschlechtert sich von Tag zu Tag, und die Ärzte raten ihm, so wenig wie möglich auf Reisen zu gehen. Dennoch ist Franco am Fortgang und am Gelingen des Museumsplans interessiert und setzt sich persönlich dafür ein.

Zur Eröffnung sind unzählige Menschen aus aller Welt herbeigeströmt. Die unscheinbare Stadt Figueres ist zum Bersten voll mit Hippies, die den Maler bewundern und die Cadaqués zu einem mythischen Ort verklärt haben. Und sie wollen mit ihrem verehrten Maler sowie John Lennon auf Pilgerfahrt nach Santiago de Compostela gehen. Dalí und Gala fahren in ihrem schwarzen Cadillac mit dem amerikanischen Nummernschild vor, der heute im Museum steht. Durch die Straßen ziehen Musikkapellen, aus dem Penedès ist ein riesiger Pappmaché-Drache gekommen, aus Sigean in Frankreich Elefanten, katalanische *gigants* – Figuren aus Pappmaché mit gewaltigen Köpfen. Es ist ein Dalíscher Aufzug geworden.

Der Meister genießt den Trubel, denn die Feier gilt ihm. Angetan mit dem Großkreuz der Akademie der Schönen Künste bahnt er sich seinen Weg durch die jubelnde Menge. Der Staatschef wird vertreten vom ersten Vizepräsidenten der Regierung, José García Hernández. Weitere Minister und Würdenträger aus Madrid sind angereist, und in den Straßen hat man Lautsprecher angebracht, damit alle die Festtagsreden im Rathaus von Figueres miterleben können.

Dalí erhält bei dem Festakt auch die Goldene Plakette der Stadt. Selbstverständlich – denn er ist es, der sie auf die Weltkarte hebt. In seiner Rede erklärt er, sein Museum solle ein geistiges und künstlerisches Mekka in Europa sein. Er bietet sein Museum der Schirmherrschaft der königlichen Familie, den «Prinzen Spaniens» an.

Dann kommt er zum Wesentlichen: «Ich kann hier nicht schließen, ohne meiner Frau Gala einige Worte zu widmen. Sie kam aus dem heiligen Rußland und war in den schwierigsten Momenten immer an meiner Seite. Es ist ihr gelungen, in jedem Jahr zwei der besten von Dalí gemalten Bilder zu erhalten, die auf diese Weise in dieses Nationale Erbe eingehen.» Und Dalí küßt unter dem Beifallsrauschen des Publikums Galas Hand.

Im Museum spielt man die Nationalhymne, dann tritt Dalí gemeinsam mit dem Schriftsteller Josep Pla auf das Podium, und Pla sagt von Dalí: «Dalí ist ein Mann, der Ideen sehr gut gebraucht. Und er gebraucht sie, weil er sie hat. Da es nur wenige Ideen auf der Welt gibt, ist er es, weil er viele hat, der in allen Bereichen hervortritt. Darum hat Dalí soviel Erfolg. [...] Dieses Museum wird etwas Phänomenales [...] ein außergewöhnliches Museum, die Rehabilitierung der Malerei vor der abstrakten Kunst.»

Es ist gelungen! Dalí hat seinen letzten «Vater» geschlagen! Sein Museum ist größer als das Picasso-Museum in Barcelona, bunter, ausgefallener, und mehr Menschen besuchen es jedes Jahr, es wird mehr darüber gesprochen. Er ist folglich besser als Picasso. Jedenfalls sieht Dalí es so. Gibson sagt jedoch, Picasso sei Dalí künstlerisch weit überlegen, und mit dieser Meinung steht der Biograph nicht allein.

Kritik bleibt nicht aus, und immer mehr Stimmen der Linken und extremen Linken werden gegen den «Franco-Dalí», gegen «Dalí, den Kollaborateur» laut, gegen den «grausamen Dalí», der sich nicht mit seinen Nächsten solidarisch erklärt, wie in einigen Fällen von Hinrichtungen baskischer Separatisten. Am 4. Oktober 1975 veröffentlicht die barceloner Morgenzeitung *Tele-Exprés* folgende Meldung: «Die Guardia Civil mußte einen Rund-um-die-Uhr-Sicherheitsdienst am Haus des Malers Salvador Dalí in der Bucht von Port Lligat aufstellen, da nach Agenturberichten von Europa Press Unbekannte das Haus mit Steinen angegriffen hatten. Man vermutet, daß die Übergriffe durch die jüngsten Erklärungen Dalís zu den Reaktionen gegen Spanien in verschiedenen europäischen Ländern ausgelöst wurden.» Und das, obwohl Dalí sich 1968 mit seinem eigens dafür verfaßten Pamphlet *Ma révolution culturelle* an die Seite der Pariser Studenten während der Mai-Demonstrationen stellte.

In diesen Erklärungen hatte er verlauten lassen, die Einmischungen anderer europäischer Staaten in die inneren Angelegenheiten Spaniens seien nicht zu dulden. Was sich hier in Steinwürfen äußerte, wiederholt sich ähnlich 1979 in Paris bei der Eröffnung seiner großen Retrospektive im Centre Pompidou, als man den Meister ausbuht.

Dalí und Gala hegen von jeher enorme Angst vor einer politisch unüberschaubaren Situation, wie sie mit dem Tod des Diktators 1975 eintritt. Sie sind die uneingeschränkten Zeremonienmeister ihrer Leben, und sie dulden keine Zwischenfälle irgendwelcher Art. Aber nun ist Franco tot, und in Spanien regt sich bürgerliche wie linksgerichtete Opposition gegen die Militärs. Dalís Sekretär und Händler Enrique Sabater zieht seinen eigenen Vorteil aus der Angst der beiden inzwischen alten Leute vor Angriffen. Er übergibt ihnen eine Waffe und erklärt, er selbst werde sich ab jetzt um ihre Sicherheit kümmern. Sabaters Schritt zum persönlichen Vertrauten ist vor allem interessant im Zusammenhang mit den möglichen Fälschungen von Dalí-Lithographien auf signierten Blanko-Blättern.

Dalís Hinwendung zum Faschismus, seine Freundschaft mit dem Generalíssimo haben Folgen für ihn. 1979 beschließt die Stadtverwaltung mit Stimmen aller beteiligten Parteien einstimmig, den Platz Gala y Salvador Dalí vor dem Museum in Figueres umzubenennen. Im neuen, demokratischen Spanien muß schließlich auch der Bürgermeister zurücktreten.

Im selben Jahr schreibt die *Vanguardia* aus Barcelona eine glühende Dalí-Verteidigung: «Ohne Dalí wäre Figueres ein Nichts in der Welt. Für die Umgebung bliebe es weiterhin donnerstags der Marktflecken und die Hauptanbindung an die Eisenbahn. Mit Dalí wird Figueres international, überspringt Grenzen und dringt auf dem Umweg über die Kunst in alle Bereiche des kulturellen Lebens ein. Aber der Stumpfsinn überwiegt bei einer Entscheidung, sei sie auch demokratisch, die ihr ekelerregendes Zeichen darin hinterläßt, daß sie einem Platz seinen Namen nimmt, an dem das Museum liegt, das er der Stadt gestiftet hat. Ein Volk, das seine erfolgreichen Kinder, seine universellen Werte frißt – und das oft im Namen einer rachitischen Kneipenpolitik –, ist ein Volk ohne Zukunft. Es ist eine Schande.»

Port Lligat füllt sich mit Reportern, Dalí bleibt stumm.

Ende der sechziger Jahre hat Dalí für Gala das Castillo de Pubol erworben und schenkt es ihr zum Geburtstag. Gala nimmt das Geschenk mit den Worten entgegen: «Ich danke dir, und ich nehme das Castillo de Pubol unter der Bedingung an, daß du mich hier auf dem Schloß nicht besuchen kommst, es sei denn auf meine schriftliche Einladung hin.» Im Laufe von zehn Jahren kommen nur zwei Einladungen, eine davon für zwei Personen. Dalí geht mit Amanda Lear zu diesem Besuch, die inzwischen zu seiner Begleiterin geworden ist.

Galas Umsiedlung nach Pubol bedeutete jedoch keinen Bruch zwischen den beiden. Sie lebte weiterhin in Port Lligat, reiste mit Dalí und verbrachte Zeit mit ihm. Jedoch hatte sie Affären, besonders junge Männer gefielen ihr. Und glaubt man den Biographen, so war sie unersättlich. Aber auch diese Angaben sind, wie viele andere zu Gala und Dalí, mit Vorsicht zu genießen. Die Darstellung gewaltigen sexuellen Appetits gehört genauso zu den Dalís wie die Skandalgeschichten ihrer Grausamkeit und Egozentrik. So soll Dalí einmal einem Pelikan den Schnabel abgesägt haben, so daß dieser zum Hungertod verurteilt war. Und Gala servierte ihm *ihr* Lieblingskaninchen als Eintopf zur Feier eines verkauften Bildes in *seiner* Lieblingssauce, hieß es. Waren beide grausam gegen Tiere, oder dienten diese Anekdoten vor allem dazu, das Image ihrer Exzentrizität, Selbstverliebtheit und Überspanntheit in der Öffentlichkeit wachzuhalten? Es ging sogar das Gerücht, daß offensichtliches Entsetzen bei

Zeugen ihrer Untaten ihre Grausamkeit noch gesteigert habe …

Bei allen wirklichen oder nur kolportierten sexuellen Ausschweifungen wird jedoch Amanda Lear zu einer wichtigen Person im späteren Leben des Malers; und schließlich will er sie in einem Dalíschen Akt sogar heiraten. Er habe an ein geheimes, aber katholisches Ritual gedacht, berichtet Lear in *My Life with Dalí*, ausgeführt an verschwiegenem Ort von einem teuer bezahlten Mönch. Vor Gott wären sie dann Mann und Frau, raunt Dalí. Das einzige, was dem Meister noch unklar war: Sollte er Gala von der Hochzeit erzählen? Amanda nimmt seinen Antrag an. Allerdings kommt es nie zu einer solchen Eheschließung.

Gala hat Port Lligat längst verlassen und ist ins Landesinnere auf ihr Schloß gezogen. Eine neue, die letzte Phase im Leben des Paars bricht an. Dalí genießt die Zeit seiner «menschlichen Zoos», tingelt durch die Salons von Paris, New York und London. Flower-Power ist angesagt, Pop-Art und Op-Art. Gala begleitet ihn zwar auf den Reisen, jedoch immer weniger zu seinen Unternehmungen. Oft verläßt sie das Hotel nicht. Begleiterin des Göttlichen ist jetzt Amanda, die letzte Dalísche Muse, wie er sie nennt. Auch Gala hat ihre Begleiter – einen Torero, einen Schauspieler, einen Sänger. Schließlich tritt in New York das ein weiteres «Streichholz» in ihr Leben, wie ihr ganz zu Beginn ihrer Beziehung mit Dalí von Robert Desnos geweissagt wurde. Es ist Jeff Fenholt, Hauptdarsteller der Rockoper *Jesus Christ Superstar*. So haben beide feste außereheliche Begleiter.

Dalí sucht sich in den Modellagenturen Europas seine Modelle – Männer wie Frauen –, und viele bieten sich dem Maler nicht nur für seine Bilder an. Dalí lehnt dankend ab, Gala jedoch nimmt manche Gelegenheit wahr. Dalí heißt die jeweilige Wahl gut, denn das Paar stimmt alles untereinander ab. Er nimmt aber nie an ihren Intimitäten teil und will auch sonst nichts von den Abwegen seiner angebeteten Ehefrau wissen. In ihren Hotels in Paris, Barcelona oder Madrid belagern die Modelle die jeweilige Suite des Malers. Diese Massierung von Frauen trägt sehr zum Mythos Dalí bei, zum Image seines unstillbaren sexuellen Hungers. Dabei sieht die Wirklichkeit vielleicht anders aus, denn in einem *Playboy*-Interview behauptet er: «Erstens bin ich nicht so impotent. Und immerhin halte ich mich für ein glückliches Wesen, denn nur den Impotenten wie Napoleon, Hitler et cetera gelingt es, große Dinge zu schaffen. Bedenken Sie, daß die Potenten sich darauf beschränken, Kinder zu schaffen und sonst nichts.» Potent – impotent, glücklich oder nicht – welche der vorgestellten Wahrheiten die auf Dalí zutreffendste sein mochte, bleibt offen. Ian Gibson meint, er sei ein Mensch gewesen, der in einer Woche die Leben von vielen Menschen lebte, der darüber hinaus viel zu sehr von sich überzeugt gewesen sei, als daß er sich mit einem so unwichtigen Detail wie der Wahrheit herumgeschlagen hätte.

Als er jedoch Galas Verliebtheit erlebt, ihr Werben um den Jesuschristus-Superstar, wird er ungehalten. Zwischen beiden brechen große Streitereien aus. Gala ist davon überzeugt, daß Fenholt die beste Stimme der Welt hat. Dennoch will es ihm nicht gelingen, einen Plattenvertrag zu bekommen. Auch sie mit all ihren Kontakten kann keinen Vertrag für ihn organisieren. Als Folge ist sie eifersüchtig auf jeden, der eine Schallplattenaufnahme vorzuweisen hat. Das ist ein wunder Punkt, den Dalí stichelnd ausnutzt. Zur gleichen Zeit tritt er mit Amanda Lear auf, die gerade ihr Debüt aufgenommen hat. Gala macht ihr großartige Geschenke, bittet sie, sich in ihrer Abwesenheit um Dalí zu kümmern, gleichzeitig bricht unversehens Eifersucht durch. Gala sagt, ihr Erfolg als Sängerin komme ihr komisch vor! Denn sie singe so schlecht! Gerade noch gestern abend habe sie ihre Schallplatte gehört, und ihre Stimme habe wie die eines alten Säufers geklungen. Wenn sie sich dagegen Jeffs Talent vor Augen führe, könne sie nicht verstehen, warum Lear Erfolg habe. Offensichtlich sei sie sehr schlau. Gala habe auch ein paar Artikel über Lear in Klatschblättern gelesen, da sei von nichts anderem die Rede als von Dalí. «Und wenn sich überhaupt irgend jemand für Sie interessiert», schließt sie, «dann nur wegen Ihrer Freundschaft mit Dalí.»

Um Gala zu ärgern, sagt Dalí einmal in Begleitung einiger anderer Leute zu ihr, daß die Gruppe «Los Pecos» schon eine Platte aufgenommen hätte, obwohl sie noch halbe Kinder wären – etwas, das Jesuschristus noch nicht gelungen sei, obwohl er doch alles daransetze. Gala ist erzürnt.

Fenholt war verheiratet und lebte mit seiner Frau am Stadtrand von New York. Und sobald die Dalís ihre Ankunft ankündigten, zog er ins St. Regis, um in Galas Nähe zu sein. Natürlich weiß Dalí alles, aber er ist in der Lage, sich vorzugaukeln, Fenholt wäre ein aufrichtiger Verehrer, der selbst für seine Hotelkosten aufkomme, der auch selbst die Kosten trage, wenn er nach Spanien reise. Man liest, Jeff habe sich nach jedem Aufenthalt ein paar von Dalís Bildern mit nach Hause genommen, «kofferweise» Geld, behauptet Antonio Olano, der die Information wiederum von Enrique Sabater bekam. Aber was das Verschwindenlassen von Koffern voller interessanter Dinge aus Port Lligat anbelangt, scheint keiner der Dalí-Vertrauten wirklich saubere Hände zu haben. Sabater bestimmt nicht, und Ian Gibson zeigt mit dem Finger auf Robert Descharnes, der bis zu Dalís Tod sein engster Vertrauter und Berater bleibt.

Nachts holt Jeff in Port Lligat seine elektrische Gitarre heraus und beginnt zu singen. Das stört den Frieden im Dörfchen beträchtlich. Darum legt Dalí dem ungleichen, durch beinahe sechzig Jahre getrennten Pärchen schließlich nahe, auf das Castillo nach Pubol zu ziehen.

Zwischen Fenholt und der älteren Dame gibt es keine Treue. Wenn Jeff nicht an ihrer Seite ist, ruft sie zwar ständig in New York an, allerdings hält sie das gleichzeitig nicht davon ab, sich in Paris mit anderen gutaussehenden Männern zu umgeben. Gala hatte drei Wünsche in ihrem Leben: Sie wollte schön, mächtig und reich sein. Dalí verhalf ihr dazu, er verewigte sie auf idealisierten Portraits, er stattete sie mit der vollen Prokura über sich, sein Werk und sein Leben aus, sie hatte Geld in Hülle und Fülle.

Nach der Eröffnung des Museums in Figueres fliegt Fenholt (wieder mit einem Koffer voller Geld, laut Olano) nach London. Dort trifft er Amanda Lear und versucht, sich ihr zu nähern. Sie lehnt ab. Als sie Dalí diese Episode berichtet, habe er sie beschworen, unter keinen Umständen Gala davon zu erzählen. Wenn sie von den Untreuen ihres *galans* erführe, mache sie das sehr traurig, und das müsse unter allen Umständen verhindert werden. Die Liebe endet nie. Dennoch muß es zwischen Dalí und Gala großen Streit über Galas Geldverschwendung mit Jeff Fenholt gegeben haben.

Später zitiert Gala Amanda Lear zu sich und läßt sie trotz aller früheren Unstimmigkeiten bei einer Ikone schwören, daß sie sich Dalís annehme, sollte ihr etwas zustoßen. «Das geht nur uns beide an, zwei Frauen. Ich will, daß Sie mir etwas versprechen: Sie werden Dalí heiraten, wenn ich nicht mehr dasein werde. Hören Sie mir zu! Sie wissen, daß ich Sie liebe. Immerhin sind Sie intelligent ... und jetzt schwören Sie!» Es hat eine gewisse Komik, wenn Gala Amanda Lear um dasselbe bittet, worum Dalí sie kurze Zeit zuvor bat.

Gala liebt Dalí in ihrer «unkonventionellen Ehe, die so anders ist, als die normaler Sterblicher», so sehr, daß sie sich über ihr eigenes Leben hinaus um seine Sicherheit und sein Wohlergehen sorgt. Jedoch konnte sich niemand im Umfeld des Paars damals Dalí ohne Gala vorstellen. Sie schienen auf immer und ewig zusammenzugehören.

Die märchenhafte Gegenwart des Todes

Franco soll kurz vor seinem Tod gesagt haben: «Mein Gott, wie schwer es doch ist zu sterben.» Als man Dalí am 20. November vom Tod des Diktators unterrichtet, will er mit dieser Nachricht eine Zeitlang allein bleiben. Er soll lange geweint haben, so wie er seit dem Tod seiner Mutter nicht mehr geweint habe und wie er bis zu Galas Tod nicht mehr weinen wird.

«Alle meine echten Erinnerungen zeugen vom Bewußtsein des Todes», sagt Dalí. «Würde ich sagen, daß ich ständig an den Tod denke, so wäre das unzureichend. Ich trage seine märchenhafte Gegenwart in mir.»

Trotz solcher zündenden Worte ist er nicht oder nur schlecht auf den realen Tod realer Menschen in seiner Umgebung vorbereitet. Für sich selbst will er eher unglaubliche Schmerzen ertragen, als jemals zu sterben. Ihm schwebt das ewige Leben für sich vor. Doch all das ist nur ein Aspekt Dalíscher Innenwelt. Ebenso ist er von tiefer Panik vor dem Tod erfüllt. Dalí wird im Alter kränklich und weinerlich. Gala, die fast zehn Jahre ältere, sei dagegen ein Löwe aus dem sibirischen Wald, und sie brülle fast genauso laut wie der MGM-Löwe, behauptet Dalí, dessen Kräfte im Vergleich mit ihren schneller nachlassen.

Franco und Dalí haben neben vielen anderen (Franco der Sonntagsmaler, der sich auch für einen Kunstkenner hielt) einen weiteren Berührungspunkt: die Parkinsonsche Krankheit. Sie zeigt sich zunächst bei dem Generalíssimo, und schon ein Jahr später bei Dalí. Für Dalí und seine Malerei hat das natürlich schreckliche Folgen. Oft hält er sich in den folgenden Jahren in der Klinik Incosol in Marbella auf, um die

Krankheit zu behandeln. Und wenn er jemanden trifft oder empfängt, vor allem Journalisten, bricht der alte Dalí wieder durch, der eitle Mann. Dann hebt er seine Hand in die Luft und sagt: «Wie Sie selber sehen, kontrolliere ich meine Hand nach Wunsch, und das ist es, was mich als Maler auszeichnet.»

Galas Lebenslust dagegen vergrößert sich im Alter. Und Dalí umschmeichelt sie mit Kosenamen, nennt sie seine *abeja* (Biene), «denn sie reinigt alle Essenzen für den siedenden Bienenstock meines Hirns»; *leoncilla* (kleine Löwin), wenn sie schlechte Laune hat; *noisette poil* (Haselnuß), «denn ihr Gesicht schien wie von der samtenen Haut einer Haselnuß überzogen»; *ardilla* (Eichhörnchen) oder *cascabel* (Glöckchen). Vermutlich haben die wenigsten Künstler ihre Frauen so idealisiert und verehrt wie Dalí.

Gala ist gegen Ende ihres Lebens nicht nur stark wie eine Löwin, sie ist auch davon überzeugt, jeder Augenblick des Lebens müsse eine Rache, eine Eroberung oder einen Vorteil bringen, kurz: müsse voll gelebt werden. Darum scheint es zwingend, daß im Spiel des Paares Gala die Rolle der Bösen, der Harten, der Unsympathischen, der Unerträglichen übernimmt.

Offensichtlich stört sie das nicht. Sie ist stark und will es sein, denn wahre Kraft komme nicht daher, erklärt sie einmal, Mitleid zu erwecken, sondern Scham. Darum sei sie so versessen auf Geld. Das ist ein weiterer Punkt, in dem sich das Paar wahrlich trifft.

In einer materiellen Welt, sagt Gala, sei Geld das einzige Mittel, um Mitleid zu vermeiden. Natürlich gibt es noch Alter und Krankheit, und keinem von beiden entkommt Gala, aber sie hat gut vorgesorgt, denn über ihren Tod hinaus fällt Mitleid ihr gegenüber augenscheinlich schwer. Sie ist es, die ihre Männer an sich fesseln kann: Éluard verehrte sie, Ernst begehrte sie, und für Dalí wird sie zum göttlichen Lebenselixier. Einzig bei ihrer letzten Liebe Jeff Fenholt versagen ihre Kräfte. Aber da ist sie bereits eine Frau von weit über achtzig Jahren.

Dalí hat als großen Liebesbeweis zu Beginn ihrer Liebe geschworen, Gala nach ihrem Tod zu verspeisen: «Für mich wäre das der tiefste Ausdruck der Liebe, Gala aufzuessen», sagt er. Gleichzeitig will Dalí nicht einmal über den Tod Galas nachdenken, so schrecklich ist ihm die Vorstellung. Und Gala, die erklärt, der Tag ihres Todes werde der herrlichste Tag ihres Lebens.

Die Art, mit dem Tod umzugehen, paßt in die Zeit, aus der diese beiden Menschen stammen. Schon seit dem *fin de siècle* und noch zu Beginn dieses Jahrhunderts empfindet man Leben und Tod als Selbstinszenierungen und geht so weit, sogar mit dem Sterben zu kokettieren. Die legendäre Theaterschauspielerin Sarah Bernardt schläft in einem Sarg, bis sie ein dramatischer Tod ereilt. In Form des romantischen Ideals ewiger Liebe erscheint der gemeinsame Tod des Liebespaars als Erlösung und Rettung aus der banalen alltäglichen Welt. In der Kunst um die Jahrhundertwende müssen vor allem die Frauen umkommen – wie etwa Lulu, Urweib und «süßes Kind», oder Mimi, oder ... Und wo die Frauen nicht sterben, werden sie zu Tode stilisiert.

Wer war diese Russin, diese winzige Person mit schmalen Schultern und breitem Becken, gleichzeitig jung und im Alter voller Falten, «unerträglich», wie Amanda Lear sie beschreibt? Die geheimste aller geheimnisvollen Frauen, die man sich vorstellen kann, nennt Ian Gibson sie. Fünfzig Jahre lebt sie mit Dalí zusammen und äußert sich nie in der Öffentlichkeit. Wie war diese unmögliche, eher visuelle als körperliche Liebe zwischen Dalí und Gala möglich? Ihre Liebe, die sich im Alter auch in handgreiflichem Streit äußert, selbst unterwegs, wenn sie sich zum Beispiel im Hotel Meurice in Paris aufhalten, als Dalí bereits unter Parkinson

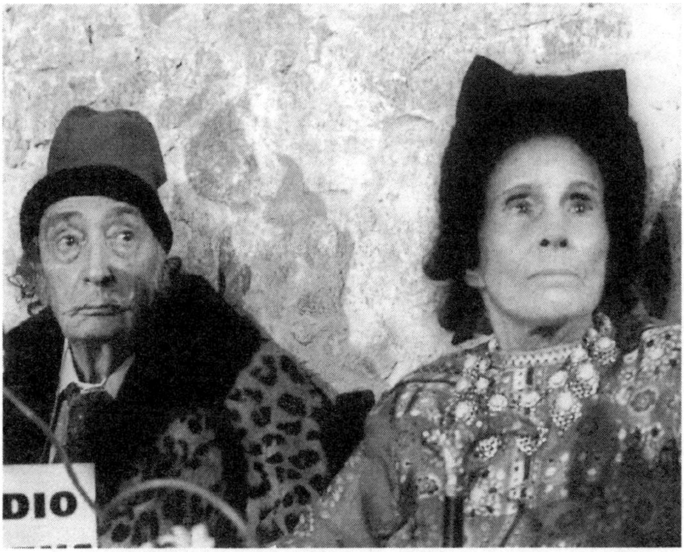

1980, zwei Jahre vor Galas Tod, reist das Paar noch immer nomadenhaft durch Europa. Immer häufiger kommt es zwischen ihnen zu Zankereien, und in ihrem hohen Alter erleben sie Handgreiflichkeiten. Dalí wird kränklich und weinerlich. Gala, die fast zehn Jahre ältere, scheint dagegen «ein Löwe aus dem sibirischen Wald; sie brüllt fast ebenso laut wie der MGM-Löwe», behauptet Dalí.

leidet, leicht dement ist und unter starkem Tabletteneinfluß steht?

Zwischen beiden gibt es seit einem bestimmten Zeitpunkt in ihrem Leben einen ungeschriebenen Pakt: Sie leben zusammen, aber sie kommen im jeweiligen Leben des anderen nicht vor, gehen unabhängig ihrer Wege.

Gala hält sich fern von Dalís voyeuristischen Orgien, den lebenden Bildern, seiner fellinihaften «menschlichen Zoos». Umgekehrt hält auch Dalí sich fern, wenn Gala mit dem Gigolo des Tages erscheint, mit kleinen Schauspielern, Toreros oder mit Modellen aus der Dalí-Truppe, die ihr der Meister selbst empfiehlt, weil sie eine große «Limousine» (Dalísche Bezeichnung für Penis) haben. Bis kurz vor ihrem Tod unterhält Gala Beziehungen zu jungen Männern. Einer ihrer letzten Gespielen war der angehende spanische Schauspieler Alejandro Dorda. Doch trotz ihres Abkommens fallen Gala und Dalí von Zeit zu Zeit der Eifersucht anheim, die sich in gewaltigen Szenen entlädt. Dalí ist manchmal konfus, und ohne jedes Motiv schreit er jemanden an, fällt über ihn her, beschuldigt sein Gegenüber der absurdesten Dinge. Unter anderen eben auch Gala. Oft wirft er sich auf den Boden, tobt und weigert sich, wieder aufzustehen. Galas Ausbrüche stehen dem nicht nach. In einem dieser Streits schlägt sie ihm mit ihrem Spazierstock über den Kopf, was eine Narbe hinterläßt. «Das hat Gala getan!» sagt er zu jedem, der es wissen will oder nicht, und beginnt zu weinen. Bei einer anderen Auseinandersetzung, bei der Hotelangestellte eingreifen müssen, bricht er ihr drei Rippen.

«Wir enden auf eine sehr traurige Weise», sagt Gala zu Amanda Lear, die bis zum Ende Dalís ergebene Freundin bleibt, aber auch männlichkeitsstärkende, attraktive Blondine, die der Meister an seiner Seite vorführen kann.

Ende 1979 findet im Pariser Centre Pompidou die große Retrospektive seiner Arbeiten von 1920 bis 1980 statt. Dalí hat sehr konkrete Vorstellungen über die Präsentation seiner Arbeiten.

Er will alle Bilder, wie es in den Salons des 19. Jahrhunderts üblich war, in der größten Halle übereinanderhängen. Der gesamte Dalí auf einen Blick. Statt dessen hängen die Bilder völlig chaotisch, und der Katalog erscheint in zwei Bänden. Als am 17. Dezember Gala, Dalí und Enrico Sabater ankommen, um die Ausstellung vor ihrer Eröffnung zu begutachten, verwehrt man ihnen den Eintritt, denn die Arbeiter des Kulturzentrums streiken. Man gibt an, der Streik sei eine Reaktion auf Dalís frühere Empfehlungen an Franco, mehr Terroristen zu exekutieren. Eine verspätete Erwiderung auf seine reaktionären Ideen, die nun nach Francos Tod moderater geworden sind. Man buht den Meister aus. Bedroht ihn. Die drei fliehen mit dem Flugzeug nach New York und kehren nie mehr nach Paris zurück. In New York erklärt Dalí, auch diese Stadt werde von seiner Reiseliste gestrichen, was den Widerspruch Galas laut werden läßt, denn in New York trifft sie Jeff Fenholt. Aber in Amerika hat Dalí inzwischen Steuerprobleme, derentwegen es ihm nicht mehr erlaubt ist, im Land zu arbeiten. Sie kehren nach Port Lligat und Pubol zurück. Ihre Welt wird kleiner. Sie ziehen sich auf sich selbst zurück. Dalí ist krank, er begibt sich oft in verschiedene Kliniken zur Behandlung. Gala lebt ihre letzten Tage.

Helena Dimitrievna Diakonova, Gala, beginnt ihren Todeskampf im Morgengrauen des 10. Juni 1982 im Haus in Port Lligat, und am Nachmittag «übergab sie sich dem Tod».

Gala wollte immer in ihrem Castillo de Pubol beigesetzt werden, darum veranlaßt man alles, damit ihr Leichnam in ihrem Cadillac von Port Lligat aus die achtzig Kilometer bis nach Pubol gefahren wird. Dalí begleitet sie auf dieser Fahrt. Im Wagen sind noch Arturo Caminada, der Fahrer und eine Krankenschwester. Diese Aktion ist nötig, weil in Spanien eine Leiche nicht transportiert werden darf, bevor ein Richter sie gesehen hat. Überdies ist die Genehmigung für ein Begräbnis außerhalb der dafür vorgesehenen Orte sehr schwer zu erwirken. Die Krankenschwester begleitet sie, um im Falle einer Kontrolle sagen zu können, Gala sei auf dem Weg im Wagen verstorben. Man veröffentlicht das folgende Kommuniqué: «Umgeben von der Liebe und Aufmerksamkeit Salvador Dalís verlosch ein Leben mit neunzig Jahren, fünfzig davon war sie die Begleiterin, Ehefrau und Muse des Werks des Malers.» Weiter heißt es, Dalí teile den Tod Galas an erster Stelle der königlichen Familie mit, denn die Verehrung ihrer Majestäten, der Könige von Spanien, für Gala sei bekannt. Sie hätten sie beiden, Gala und dem Maler, zukommen lassen, und dies sei ein Beweis ihrer Liebe für Katalonien und Spanien.

Gala wird im Castillo de Pubol im engsten Kreis beigesetzt und liegt in ihrem Mausoleum in einem Sarg mit gläsernem Deckel, umgeben von weißen Gipspferden und Dalíschen Giraffen. Dort wünscht Dalí sich, sie auf ewig zu begleiten. Es gelingt ihm nicht. Dalí wollte neben seiner Frau bestattet werden, aber ebenso wie ihm zu ihren Lebzeiten der Aufenthalt auf Schloß Pubol versagt war, wird ihm auch dieser letzte Wunsch nicht gewährt. Sie liegt allein in ihrem Mausoleum in Pubol.

Die folgenden Jahre sind bestimmt von der Trauer um Gala. Der Maler, von Krankheit und Trauer gezeichnet, verbringt seine Zeit nur noch in Pubol. Nach Port Lligat kehrt er nie wieder zurück. Er ist häufig in der Klinik in Marbella, dem Torre Galatea, im Museum in Figueres. Als Amanda Lear ihn nach Galas Tod anruft, beschwört er sie, ihn nicht mehr zu besuchen, sie solle ihn nicht so sehen, sagt er. «Mein kleiner Dalí, sei nicht traurig ...» will sie sagen, aber er unterbricht sie: «Es gibt keinen kleinen Dalí mehr. Das ist vorbei. Alles ist vorbei.»

Am 15. April 1983 findet in Madrid unter der Schirmherrschaft des Spanischen Königshauses, des Kultusministeriums und dem Präsidenten der Generalität von Katalonien eine Ausstellung mit 400 Werken Dalís der Jahre 1914 bis 1983 statt. Dalí kann nicht mehr daran teilnehmen.

Als seinen Vertreter bestimmt er Don Felipe, den Prinzen von Asturien. Dalí führt jetzt den Titel Salvador Dalí, Marquis de Dalí de Pubol, denn er wurde von König Juan Carlos I. in den Adelsstand erhoben. Er selbst schreibt die Grußadresse: «Meine größte Freude wäre es, daß bei dieser Verherrlichung Galas statt meiner, und selbstverständlich abgesehen von jeder Art von familiärer Vertretung, was immer das größte Hindernis meiner Karriere als Künstler war, Seine königliche Hoheit Prinz Don Felipe mich vertreten möge, da ich nicht nur immer für das spanische Volk gemalt habe und malen werde, sondern für den Himmel des Ampurdà und für die Prinzen.»

Die Königsfamilie führt den Vorsitz, und der Prinz vertritt Dalí. In der Bibliothek des Museums empfängt der König einen Anruf Dalís, in leichter Umnachtung sagt er: «Aus den Tiefen unserer Herzen schreien Gala und ich: Es lebe der Prinz! Es lebe der Prinz! Es lebe der Prinz! [...] Ich verspreche Ihnen, Majestät, daß ich Sie im Zarzuela Palast besuchen werde, wenn meine Gattin wieder erblüht.»

Ende 1983 wird die Fundaciò Dalí-Gala gegründet. Dalí arbeitet inzwischen wieder, drei Stunden täglich widmet er sich seiner Malerei und entkommt damit seiner Krankheit und seiner Depression über den Tod Galas.

Doch der Meister verbraucht sich jeden Tag ein wenig mehr, lebt ein Leben, daß sich für ihn nicht mehr zu leben lohnt. Am 23. Januar 1988 stirbt Salvador Dalí, Marquis de Dalí de Pubol, um 10 Uhr 15 morgens im Krankenhaus von Figueras im Alter von vierundachtzig Jahren.

«Du weißt gar nicht, wie schwer es ist zu sterben. Schwerer als zu leben.» Sagt er kurz vor seinem Tod. Er stirbt, so das offizielle Kommuniqué, bei vollem Bewußtsein und ohne zu leiden. Er stirbt ruhig und würdig. Er wird in seinem Museum beigesetzt, umgeben von seinem Lebenswerk. Die barceloner Tageszeitung *Vanguardia* schreibt: «Es starb das Genie, das Salvador Dalí erzeugte.»

«Heute, da das Ideal des Paars entweiht wurde, stehen Dalí und Gala einzig da», schreibt Robert Descharnes. «Wie Dante und Beatrice verbinden wir mit ihnen eins der intimsten Bilder der Liebe.» Andererseits und weniger poetisch ausgedrückt, war Dalí davon besessen, ihre Beziehung so zu sehen.

Ebenso wie er davon beseelt war, ein Genie zu sein, wie er sich mit aller Kraft dazu stilisierte, wurde Gala seine Liebe. Und er stilisierte sie beide in derselben obsessiven Weise zum Paar, wie er sich zum Genie stilisierte. Dalí, das Genie der Malerei dieses Jahrhunderts, ließ die Liebe Gala/Dalí alles andere überdauern.

«Ich liebe die Toten», schreibt er. «Es gibt häßliche Geliebte, doch die Toten sind alle schön, verklärt und engelhaft.»

Literatur

Baackmann, Susanne: Erklär mir Liebe. Hamburg/Berlin 1995.
Bona, Dominique: Gala. Paris 1995.
Buñuel, Luis: Mein letzter Seufzer. Erinnerungen. Frankfurt a. M./Berlin 1991.
Chadwick, Whitney: Myth in Surrealist Painting, 1929–1939. Ann Arbor, Michigan 1980.
Chadwick, Whitney: Women Artists and the Surrealist Movement. Boston 1985.
Dalí, Salvador: Hidden Faces. New York 1944.
Dalí, Salvador: The Unspeakable Confessions of Salvador Dalí. As told to André Parinaud. New York 1976.
Dalí, Salvador: Das geheime Leben des Salvador Dalí. München 1984.
Dalí, Salvador: Meine Leidenschaften. München 1989.
Descharnes, Robert: Dalí de Gala. Lausanne 1962.
Descharnes, Robert: Salvador Dalí. In: Dumont's Bibliothek Großer Maler. 2. Aufl. Köln 1989.
Descharnes, Robert: Die Eroberung des Irrationalen. Dalí. Sein Werk – Sein Leben. 2. Aufl. Köln 1997.
El Album Secreto de Gala Dalí. In: El Pais Semanal, Nr. 182, 14. 8. 1994.
El Pincel Erotico de Dalí. Interview mit Lluis Permanyer in: Playboy Barcelona Nr. 3, Januar 1979.
Éluard, Paul: Liebesbriefe an Gala. München 1990.
Ernst, Jimmy: Nicht gerade ein Stilleben. Köln 1984.
Etherington-Smith, Meredith: The Persistence of Memory. A Biography of Dalí. New York 1993.
Finkelstein, Haim: Salvador Dalí's Art and Writing, 1927–1942. Cambridge University Press. Cambridge/New York 1996.
Freud, Sigmund: Drei Abhandlungen zur Sexualtheorie und verwandte Schriften. Frankfurt a. M. 1961.
Gibson, Ian: Buñuel y Dalí: el fin de la amistad. In: El Pais, 21. 9. 1996.
Gibson, Ian, in einem Interview mit José Bejarano über seine neu erschienene Dalí-Biographie, in: El Pais, 15. 10. 1997.
Goll, Claire: Ich verzeihe keinem. Berlin 1987.
Hörner, Unda: Die realen Frauen der Surrealisten. Mannheim 1996.

La Gaceta Literaria: Buñuel y Dalí en el Cineclub. Madrid 1. 2. 1929, Nr. 6.
Lake, Carlton: In Quest of Dalí. New York 1969.
Lear, Amanda: My Life with Dalí. London 1985.
McGirk, Tim: Wicked Lady: Salvador Dalí's Muse. London 1989.
Olano, Antonio O.: Las extrañas amistades del genio. Madrid 1997.
Oriol, Anguera: Mentira y Verdad de Salvador Dalí. Barcelona 1948.
Orwell, George: Benefit of Clergy: Some Notes on Salvador Dalí (1944). In: Collected Essays, London 1944.
Penrose, Ronald: 80 años de surrealismo. Barcelona 1981.
Pohle, Bettina: Kunstwerk Frau. Inszenierungen von Weiblichkeit in der Moderne. Frankfurt a. M. 1998.
Raeburn, Michael (Hrsg.): Salvador Dalí: The early Years. New York 1994.
Rojas, Carlos: Salvador Dalí, or the Art of Spitting on Your Mother's Portrait. University Park Pennsylvania 1993.
Romero, Luis: Todo Dalí en un Rostro. Barcelona 1986.
Schiebler, Ralf (Hrsg.): Dalí Lorca Buñuel. Aufbruch in Madrid. Stuttgart 1993.
Schiebler, Ralf: Dalí – Genius; Obsession and Lust. München/New York 1996.
Vieuille, Chantal: Gala. Barcelona 1989.

INTERNET SITES

www.empower.net/dali/index.htm
www.pathcom.com/~omega/dali.html
www.rvcc.raritanval.edu/~nebeker/f95.internetnav/terry.html
www.seven7.demon.co.uk/dali/html
www.webcoast.com/Dali/

Bildnachweis

Archiv für Kunst und Geschichte, Berlin (und Salvador Dali, Fundación Gala-Salvador Dali, VG Bild-Kunst, Bonn 1998): Seite 38, 105 u. 117
Associated Press, Frankfurt/Main: Seite 81 u. 153
Descharnes & Descharnes, Paris: Seite 15 u. 137
Ullstein Bilderdienst, Berlin: Seite 73, 153 u. 132
Weidle Verlag, Bonn: Seite 99 u. 117